ALTERNATIV HEILEN

Herausgegeben von Gerhard Riemann

Ernst-Albert Meyer, Jahrgang 1943, bekleidete nach dem Pharmazie-studium Führungspositionen in Gesundheitsbehörden und der Phar-maindustrie. Heute arbeitet er als Apotheker, freier Medizinjournalist und Autor. Seine Spezialgebiete umfassen: Naturheilverfahren, Pflan-zenheilkunde, Homöopathie, Aromatherapie, Enzymtherapie usw. so-wie Themen der Medizin-, Pharmazie- und Kulturgeschichte.

Dieses Buch wurde auf chlor- und säurefreiem Papier gedruckt.

Originalausgabe Oktober 1995
© 1995 Droemersche Verlagsanstalt Th. Knaur Nachf., München
Das Werk einschließlich aller seiner Teile ist urheberrechtlich
geschützt. Jede Verwertung außerhalb der engen Grenzen des
Urheberrechtsgesetzes ist ohne Zustimmung des Verlages unzulässig
und strafbar. Das gilt insbesondere für Vervielfältigungen,
Übersetzungen, Mikroverfilmungen und die Einspeicherung und
Verarbeitung in elektronischen Systemen.
Umschlaggestaltung: Susannah zu Knyphausen
Satz: Ventura Publisher im Verlag
Druck und Bindung: Ebner Ulm
Printed in Germany
ISBN 3-426-76110-6

5 4 3 2 1

Ernst-Albert Meyer

Frauenkrankheiten natürlich heilen

Pflanzenheilkunde, Homöopathie,
Bachblüten, Aromatherapie u. a.

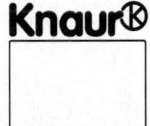

Für meine Frau Kerstin

Hinweis

Die Lektüre dieses Buches ersetzt nicht den sachkundigen Rat, die fachlich fundierte Diagnose und die individuell angemessene Behandlung von Krankheiten. Der Autor hält im Krankheitsfall eine fundierte Beratung und Behandlung durch einen Arzt oder Heilpraktiker für geboten. Eine Garantie für die Wirksamkeit und Unbedenklichkeit der in diesem Buch vorgestellten Informationen können im Einzelfall weder der Autor noch der Verlag übernehmen.

Inhaltsverzeichnis

Einleitung:
Die wachsende Bedeutung der Selbstmedikation   9

Allgemeiner Teil
Naturheilverfahren und ihre praktische Anwendung . .   13
Die Heilpflanzenkunde   15
Die Homöopathie   19
Die Biochemie   28
Die Aromatherapie   31
Die Enzymtherapie   37
Die original Dr.-Bach-Blütentherapie   43
Die Kneipp-Therapie   50

Spezieller Teil
Frauenkrankheiten, Beschwerden und
ihre natürlichen Behandlungsmöglichkeiten   55
Das prämenstruelle Syndrom (PMS) – die Tage
   vor den Tagen   57
Menstruationsbeschwerden – was viele Frauen
   belastet   63
Harnwegsinfektionen – Frauen sind
   besonders gefährdet   74
Blasenstörungen – worüber man nicht spricht   80
Vaginalmykosen – eine Gefahr für jede Frau   87
Verstopfung – ein typisches Leiden unserer Zeit   96
Gepflegte Haut – die Visitenkarte jeder Frau 107
Schwitzen und Körpergeruch –
   ein »anrüchiges« Thema 117
Cellulite – unerwünschte Unebenheiten der Haut ... 124
Lippenherpes – nicht nur ein kosmetisches Problem . 127

Warzen – meist harmlos, aber lästig 132

Braun werden – ohne Risiko 137

Schöne Haare und Nägel – Attribute der
Weiblichkeit 141

Depressionen – bei Frauen zweimal so häufig wie
bei Männern 150

Mit der Angst leben – für viele ein Problem 158

Die Bulimie – der Teufelskreis zwischen Freßanfällen
und Erbrechen 166

Streß – richtig damit umgehen 171

Schlafstörungen – ein Übel unserer Zeit 180

Das Chronische Müdigkeitssyndrom – immer
erschöpft und schlafbedürftig 189

Niedriger Blutdruck – immer müde und
ohne Schwung 195

Schwache Venen – eine Volkskrankheit 202

Das Immunsystem – wo Frauen stark sind 210

»Radikalfänger« – gesünder und länger leben durch
Naturstoffe? 218

Dem Krebs keine Chance geben – lebenswichtig
für jede Frau 224

Migräne – ein Leiden ohne Hoffnung? 229

Schwangerschaft und Stillzeit – wichtige Nährstoffe .. 238

Die Wechseljahre – keine Krankheit, sondern ein
neuer Lebensabschnitt 245

Osteoporose – warum sind fast nur Frauen betroffen? 253

Rauchen – nicht nur blauer Dunst 261

Gesundheit pur für jede Frau – der Apfel 271

»Großreinemachen« im Körper – die Frühjahrskur .. 277

Literaturverzeichnis 283

Verzeichnis der Naturheilmittel 285

Personen- und Sachregister 291

Einleitung:
Die wachsende Bedeutung der Selbstmedikation

Immer mehr Menschen möchten bei der Gesunderhaltung ihres Körpers und bei der Bewältigung von gesundheitlichen Beschwerden und Krankheiten aktiv mitwirken. Das wird durch die wachsende Verbreitung der Selbstmedikation – der Selbstbehandlung mit rezeptfreien Arzneimitteln – deutlich. Laut einer Bevölkerungsbefragung im Jahre 1994 hatten 42 Prozent der Befragten in den vier Wochen vorher Selbstmedikation betrieben, überwiegend bei geringfügigen Beschwerden wie Kopf-, Muskel- und Gliederschmerzen sowie Erkältungskrankheiten. Dabei lag die Zufriedenheitsrate über den Erfolg der Selbstbehandlung bei 85 Prozent.

Diese Entwicklung muß als Folge der immer umfangreicher werdenden Gesundheitsaufklärung und des gestiegenen Gesundheitsbewußtseins vieler gesehen werden. Der Bürger – so Untersuchungsergebnisse von 1994 – weiß heute besser über die Selbstbehandlung Bescheid als noch vor wenigen Jahren. Er kann besser unterscheiden zwischen geringfügigen Gesundheitsbeschwerden, die er selbst behandeln kann, und Erkrankungen, bei denen er den Arzt aufsuchen muß.

Die Untersuchungen belegen auch, daß der Verbraucher mit den von ihm selbst bezahlten Arzneimitteln verantwortungsbewußter umgeht als mit denen, die er zu Lasten der Krankenkassen verordnet bekommt. Arzneimittel zur

Selbstmedikation werden demnach meistens völlig aufgebraucht.

Die Selbstbehandlung verlangt Einsicht, Erfahrung und Verantwortung. Von dem, der sie anwendet, und von dem, der dabei berät. Hier trägt der Apotheker eine zunehmende Verantwortung. Er besitzt ein umfangreiches Fachwissen und kann Sie aufklären, informieren und beraten. Ihr Apotheker weiß auch, wann statt der Selbstbehandlung ein Arztbesuch angebracht ist. Denn in vielen Fällen kann die Selbstmedikation nicht den Arzt ersetzen. Vor allem wenn die Beschwerden über den Bereich der vorübergehenden Befindlichkeitsstörungen und leichten Erkrankungen hinausgehen.

Trotzdem hat sich die Selbstmedikation zu einem unverzichtbaren Bestandteil unseres Gesundheitssystems entwickelt. Und das gewachsene Verantwortungsbewußtsein der Bevölkerung zu diesem Thema fordert eine Weiterentwicklung der Selbstmedikation, besonders bei der Anwendung von Naturarzneimitteln.

In einer Zeit zunehmender Umweltverschmutzung, dem langsamen Sterben der Natur und der allgegenwärtigen Chemie in unserem Leben besinnen sich immer mehr Menschen auf die Heilkräfte der Natur. Bei diesen Heilmitteln ist häufig keine »Sofortwirkung« zu erwarten. Erst bei längerer, regelmäßiger Anwendung tritt der Behandlungserfolg ein, langsam und mild, dafür meist ohne die belastenden Nebenwirkungen synthetischer Arzneimittel.

Alle in diesem Buch empfohlenen Naturheilmittel sind in Apotheken und zum Teil auch in Drogerien und Reformhäusern erhältlich. Die Namen der einzelnen Naturheilmittel sind in *Kursivschrift* aufgeführt. Ist im Buch keine Dosierung angegeben, so gilt die in der Gebrauchsinformation des jeweiligen Mittels enthaltene Dosierungsanleitung.

Dieses Buch will und kann nicht den Arzt ersetzen! Es zeigt aber natürliche Alternativen auf, über die Sie mit Ihrem Arzt sprechen können. In diesem Sinne soll es ein praktischer und nützlicher Ratgeber für Ihre Gesundheit sein.

Ernst-Albert Meyer
Gütersloh, im April 1995

Allgemeiner Teil:
Naturheilverfahren und ihre praktische Anwendung

Die Heilpflanzenkunde

Die Heilpflanzenkunde oder Phytotherapie hat eine große Tradition. Denn Pflanzen waren die ersten Heilmittel der Menschheit.

Heute besinnen sich immer mehr Menschen auf die helfenden Kräfte der Natur und verlangen bewußt von ihrem Arzt oder Apotheker ein pflanzliches Arzneimittel. Denn Heilpflanzen sind in der Regel gut verträglich und mit weniger Nebenwirkungen belastet als die synthetischen Medikamente. Deshalb sind pflanzliche Mittel auch für eine Langzeitbehandlung geeignet.

Pflanzliche Arzneimittelzubereitungen

Pflanzliche Präparate sind als Tropfen, Saft, Tabletten, Dragees, Kapseln, Ampullen, Salben und Gele im Handel. Die flüssigen Pflanzenpräparate (Tropfen, Saft) enthalten häufig Alkohol. Dies liegt in der Tatsache begründet, daß Alkohol (Ethanol) das beste Auszugsmittel für pflanzliche Inhaltsstoffe ist. Wer aber kein alkoholisches Präparat wünscht oder aus gesundheitlichen Gründen Alkohol meiden muß, sollte in der Apotheke fragen, ob es das gleiche Präparat nicht noch als Tabletten, Dragees oder Kapseln gibt. Dies ist meist der Fall.

Wir leben in einer hektischen Zeit, und viele erwarten, daß ein Arzneimittel kurze Zeit nach der Einnahme wirkt. Das ist aber bei zahlreichen pflanzlichen Arzneimitteln (Johanniskraut, Kava-Kava, Nachtkerze usw.) nicht so. Hier setzt die Wirkung erst nach Tagen einer regelmäßigen Einnahme ein – oft ganz allmählich. Ebenso müssen viele Tees und pflanzliche Präparate über längere Zeit regelmäßig eingenommen werden (kurmäßige Anwendung), bis sich der angestrebte Therapieerfolg einstellt.

Heilpflanzentee – Favorit mit Tradition

Der Heilpflanzentee ist die älteste Arzneiform und erfreut sich auch heute noch großer Beliebtheit, weil sich jeder ohne großen Aufwand einen Tee selbst zubereiten kann. Außerdem stehen die Ausgangsstoffe – die getrockneten Pflanzenteile wie Blätter, Blüten, Kraut und Früchte – unabhängig von der Jahreszeit das ganze Jahr über zur Verfügung.

Die Herstellung der Teemischung

Bei Tees muß zwischen ungemischten (nur ein Bestandteil) und gemischten Tees (mehrere Bestandteile) unterschieden werden. Gemischte Tees enthalten mehrere Heilpflanzen, die gegen die gleiche Erkrankung wirksam sind. Dabei sollen sich die einzelnen Heilpflanzen in ihrer Wirkung ergänzen, um einen größeren Behandlungserfolg zu erzielen. Oft werden noch Heilpflanzen (z. B. Hagebutten) zugesetzt, um den Tee geschmacklich zu verbessern.
Alle in diesem Buch enthaltenen Teemischungen kann man sich in der Apotheke herstellen lassen oder auch selbst zu Hause mischen. Das ist ganz einfach. Hat man keine Waage, verwendet man ein Volumenmaß, z. B. einen Eßlöffel oder

eine Tasse. Die Mischung der Teebestandteile erfolgt am besten auf dem Küchentisch, den man mit sauberem Papier bedeckt.

Man beginnt mit den ersten beiden Heilpflanzen; sie werden abgemessen, auf das Papier gegeben und vorsichtig mit den Händen vermischt. Dann werden nach und nach die anderen Heilpflanzen in der gleichen Weise eingearbeitet. Zum Schluß wird die Mischung abgefüllt und beschriftet.

Die richtige Teezubereitung

Bei der Zubereitung eines Tees soll erreicht werden, daß die heilenden Pflanzeninhaltsstoffe (ätherische Öle, Bitter- und Schleimstoffe usw.) möglichst vollständig in das heiße Wasser übergehen. Um einen möglichst verlustarmen Übergang der Wirkstoffe in das Teewasser zu erzielen, sind folgende Teezubereitungsarten zu unterscheiden:

– Der *Aufguß* ist die gebräuchlichste Form und wird vor allem bei Blättern, Blüten, Früchten oder Kraut, die flüchtige Inhaltsstoffe wie z. B. ätherisches Öl enthalten, bevorzugt. Hier würde ein Kochvorgang die Wirkstoffe verflüchtigen. Man übergießt die zerkleinerten Pflanzenteile (in der Regel 1 Eßlöffel auf 1 Tasse Wasser) mit siedendem Wasser, läßt den Aufguß unter wiederholtem Umrühren 15 Minuten ziehen und seiht dann den Tee durch ein Sieb ab.

– Die *Abkochung* ist bei schlecht quellenden und damit schwer ausziehbaren Pflanzenteilen wie Wurzeln und Rinden angebracht. Bei der Abkochung übergießt man die zerkleinerten Pflanzenteile (in der Regel 1 Eßlöffel auf 1 Tasse Wasser) mit kaltem Wasser, erhitzt das Ganze langsam, läßt es 5 Minuten kochen und seiht den Tee anschließend durch ein Sieb ab.

- Der *Kaltwasserauszug* wird bei allen Pflanzen mit hitzeempfindlichen Inhaltsstoffen (z. B. Hagebutte, Mistel, Baldrian) angewendet. Beim Kaltwasserauszug übergießt man die zerkleinerten Pflanzenteile (in der Regel 1 Eßlöffel auf 1 Tasse Wasser) mit kaltem Wasser, läßt das Ganze 4 bis 6 Stunden unter wiederholtem Umrühren ziehen, erwärmt es dann leicht (nicht kochen) und seiht es schließlich durch ein Teesieb ab. Zum Abgießen nie ein Metall-, sondern ein Plastiksieb verwenden, da Metalle eine Inaktivierung der Pflanzeninhaltsstoffe auslösen können.

Nach Möglichkeit sind Heilpflanzentees nicht mit Zucker zu süßen. Sollte trotzdem ein Süßungsmittel gewünscht werden, ist Honig dafür geeignet.

Aufbewahrung von Tees

Wie bei Arzneimitteln ist auch bei der Lagerung von Tees im Haushalt einiges zu beachten, will man ihre Wirksamkeit längere Zeit erhalten: Tees sind vor Licht, Feuchtigkeit, Wärme und Insektenbefall geschützt aufzubewahren. Dies geschieht am besten, indem man die Heilkräuter in Schraubgefäßen aus braunem Glas lagert. Auch Teebeutel sollten deshalb zu Hause in braune Glasgefäße umgefüllt werden. Mit zunehmender Lagerzeit entstehen durch chemische Umsetzungen in den Heilpflanzen Wirkstoffverluste, so daß Tees nur eine begrenzte Verwendbarkeitsdauer haben. Daher sollte man sie nicht länger als zwei Jahre aufbewahren.

Die Homöopathie

Das Naturheilverfahren der Homöopathie ist – obwohl es von vielen Schulmedizinern strikt abgelehnt wurde und wird – heute weltweit verbreitet. In manchen Ländern, z. B. Indien, hat es sogar eine führende Rolle übernommen.
Die Homöopathie ist schon wegen der Unschädlichkeit der meisten Mittel bei akuten Krankheiten für die Selbstmedikation geeignet, und der Laie kann gute Erfolge damit erzielen, wenn er sich mit diesem komplexen Gebiet etwas näher beschäftigt. Sie hilft aber auch und vor allem bei chronischen Erkrankungen, zu deren Therapie Sie zwecks einer Konstitutionsbehandlung allerdings einen erfahrenen Homöopathen aufsuchen sollten.

Ein Arzt geht neue Wege

Der deutsche Arzt Dr. Samuel Hahnemann (1755–1843) war mit den Möglichkeiten der Medizin seiner Zeit mehr als unzufrieden. Die Ärzte behandelten immer noch mit den Methoden des Mittelalters: Aderlaß, Schröpfen, Klistiere, andere Abführmittel, Brechmittel und Arzneien mit ekelerregenden Bestandteilen, die schrecklich schmeckten, aber völlig unwirksam waren.
Eins der wenigen erfolgreichen Mittel war Chinarinde, die gegen Wechselfieber (Malaria) eingesetzt wurde. Als Hahnemann ein Fachbuch *(Materia medica)* des englischen Professors William Cullen übersetzte, erschien ihm Cullens

Erklärung, warum die Chinarinde so wirksam bei Malaria sei, als fragwürdig. Da die Heilwirkung dieses Mittels aber in vielen Fällen bestätigt war, galt Hahnemanns besonderes Interesse dieser Substanz. Er entschloß sich zu einem Selbstversuch und nahm – obwohl er gesund war – Chinarinde ein. Daraufhin bekam er die typischen Symptome der Malaria: Schüttelfrost, Fieber, Schweißausbrüche und Kreislaufbeschwerden.

Nach ähnlichen Erfahrungen mit anderen Mitteln zog Hahnemann den Schluß, daß ein Arzneimittel dann für eine bestimmte Krankheit richtig sei, wenn es beim Gesunden die gleichen Beschwerden (Symptome) erzeugt, an denen auch der Kranke leidet. So formulierte er schließlich das Prinzip der Homöopathie: »Similia similibus curentur«, was man am treffendsten mit »Ähnliches werde mit Ähnlichem geheilt« übersetzt – ein Gedanke, der ursprünglich schon von dem griechischen Arzt Hippokrates (460–377 v. Chr.) stammt und im Volksglauben verwurzelt war. Vor diesem Hintergrund kann auch die Bedeutung des Wortes »Homöopathie« erklärt werden: Das griechische Wort *homoios* bedeutet »ähnlich, gleichartig«, und *páthos* heißt »Leid, Schmerz; Krankheit«.

Hahnemann beschrieb sein neues Prinzip so: »Wähle, um sanft, schnell und dauerhaft zu heilen, in jedem Krankheitsfalle eine Arznei, welche ein ähnliches Leiden für sich erregen kann, als sie heilen soll!« Dabei ging Hahnemann von der Überzeugung aus, daß in jedem Organismus eine natürliche Lebenskraft *(vis vitalis)* steckt, die Abwehrkräfte mobilisieren kann, um mit Krankheiten fertig zu werden.

Bedeutsam ist, daß die Homöopathie nicht nur isoliert die Krankheit und ihre äußeren Symptome betrachtet und behandelt, sondern den kranken Menschen als Ganzes. Die Homöopathie sieht – im Gegensatz zur Allopathie bzw.

Schulmedizin – in den Krankheitssymptomen nicht allein die zu bekämpfende Krankheit. Für sie sind gesundheitliche Beschwerden das Zeichen der Auseinandersetzung des Körpers mit einer tiefer liegenden Störung im Fluß der Lebenskraft. Krankheitssymptome gelten als Indikatoren für eine Funktionsstörung des Körpers, ein Ungleichgewicht der körpereigenen Selbstheilungskräfte.

Das Wirkprinzip der Homöopathie

Homöopathische Arzneimittel wirken energetisch und sollen dem Organismus einen Anstoß, einen Reiz geben, seine Selbstheilungskraft zu mobilisieren, um so besser und schneller mit der Krankheit fertig zu werden. Deshalb werden homöopathische Arzneimittel auch in ganz geringen Konzentrationen (homöopathische Verdünnung) gegeben, was ihre gute Verträglichkeit und das Fehlen von Nebenwirkungen erklärt.

Zwei einfache Beispiele sollen das Wirkprinzip der Homöopathie nochmals verdeutlichen, weil dies für das Verständnis ganz wichtig ist:

– Jede Hausfrau weiß, was in der Küche beim Schneiden einer Zwiebel passiert: Die Augen tränen, die Nase läuft, es kann gelegentlich zu Hustenreiz und Schluckbeschwerden kommen. Diese Symptome sind aber auch typisch für den Schnupfen. Deshalb ist die Zwiebel, als homöopathisches Mittel *Cepa* bzw. *Allium cepa* verdünnt, das richtige Präparat bei Schnupfen mit laufender Nase: Ähnliches werde durch Ähnliches geheilt!

– Jeder hat schon einmal zuviel Kaffee getrunken und kennt die Folgen: Herzklopfen, innere Unruhe und

Schlaflosigkeit, ausgelöst durch das Koffein. Und bei Schlafstörungen, Herzklopfen und Nervosität empfiehlt die Homöopathie das aus der getrockneten Kaffeebohne gewonnene *Coffea*. Hier gilt ebenso: Similia similibus curentur!

Man kann das Wirkprinzip der Homöopathie auch so sehen: Die homöopathischen Arzneimittel verstärken die Krankheitssymptome zunächst, um die gestörten Selbstheilungskräfte zu aktivieren. Deshalb tritt häufig bei der Einnahme einer homöopathischen Arznei erst einmal eine vorübergehende Verschlimmerung der Beschwerden ein (Erstverschlimmerung). Doch das ist ein gutes Zeichen dafür, daß man das richtige Mittel gefunden hat. Denn dann wird die Besserung bald einsetzen.
Die wichtigste Voraussetzung ist, das richtige Mittel zu finden. Denn nur dieses hilft! Da wie gesagt immer der Mensch als Ganzes geheilt werden soll und nicht nur die einzelnen isolierten Symptome, hängt die Wahl des richtigen Mittels von vielen individuellen Eigenschaften des Patienten ab. Daher kommen für eine Krankheit oder bestimmte Beschwerden zunächst immer mehrere Mittel in Betracht, die dann auf die Eignung für den Patienten hin untersucht werden müssen (siehe weiter unten: »Die Wahl des richtigen Mittels«).

Die Grenzen der Homöopathie

Aus dem vorher Gesagten werden eigentlich schon die Grenzen der Homöopathie deutlich: Homöopathische Mittel können nicht mehr helfen, wenn die Selbstheilungskräfte des Körpers zu stark gestört oder geschwächt sind, so daß ihre Mobilisierung durch homöopathische Arzneimittel nicht mehr möglich ist. Dies gilt für Krebs, Diabetes, schwere Infektions- und Geschlechtskrankheiten, bei untüchtigen Hormondrüsen und schweren Geisteskrankheiten.

Homöopathische Darreichungsformen

Homöopathische Arzneimittel sind in Deutschland apothekenpflichtig und werden in folgenden Formen angeboten:

- *Dilutionen:* Flüssigkeiten, die aus den Urtinkturen durch Verschüttelung mit Alkohol hergestellt werden (siehe weiter unten),
- *Globuli:* Streukügelchen, mit homöopathischen Flüssigkeiten getränkte Milchzuckerkügelchen,
- *Tabulettae:* Tabletten mit homöopathischen Arzneistoffen,
- *Triturationes:* Pulver, in denen der homöopathische Arzneistoff aufs feinste verteilt ist.

Homöopathische Arzneimittel enthalten Wirkstoffe aus dem Pflanzen-, Tier- und Mineralbereich in geringsten Mengen. Dabei werden sie nach ihrem Ursprung mit lateinischen Namen, z. B. *Apis* (Biene), *Pulsatilla* (Küchenschelle), *Nux vomica* (Brechnuß) und *Silicea* (Kieselsäure), bezeichnet.

Die Potenzierung

Homöopathische Arzneimittel gibt es in den verschiedensten Konzentrationen, die als Potenzen bezeichnet werden. In Deutschland ist die dezimale Verdünnung am gebräuchlichsten (lat. *decem* = 10, deshalb D1, D2, D3 usw.), in anderen Ländern die centesimale (lat. *centum* = 100, deshalb C1, C2, C3 usw.).

Beim dezimalen Verdünnen und Verschütteln der Arzneimittel wird von einem alkoholischen Auszug, der sogenannten Urtinktur (Zeichen: Ø), ausgegangen. Diese wird immer weiter im Verhältnis 1 zu 9 (bei Dilutionen mit 43- bzw. 62prozentigem Alkohol) verdünnt:

D1 = 1 Teil Ø	+ 9 Teile Verdünnung	= 10 %
D2 = 1 Teil D1	+ 9 Teile Verdünnung	= 1 %
D3 = 1 Teil D2	+ 9 Teile Verdünnung	= 0,1 %
D4 = 1 Teil D3	+ 9 Teile Verdünnung	= 0,01 %

So wird immer weiter verdünnt. Um den hohen Verdünnungsgrad bei schon relativ niedrigen Potenzen zu verdeutlichen, dient das folgende Beispiel: Bei der Potenz D12 ist das rein materielle Verhältnis von Urtinktur zu Verdünnungsmittel etwa gleich demjenigen eines Gramms Urtinktur zur Wassermasse des Bodensees. Bei D24 ist kein einziges Wirkstoffmolekül mehr in der Arznei, sondern nur noch Verdünnungsmittel.

Damit erhebt sich die Frage, ob solche Potenzen überhaupt noch wirksam sein können. Hahnemann bejaht dies und gibt folgende Erklärung: Durch das beim stufenweisen Verdünnen erfolgende kräftige Schütteln der Flüssigkeiten oder das Verrühren beim Tabletten- oder Pulverherstellen entstehen zusätzlich dynamische Heilkräfte, die sich als

spezifische Energie und Information in den Verdünnungs-
substanzen speichern und die Heilwirkung der Ausgangs-
substanzen langsam ersetzen.

Die richtige Einnahme

In der Regel kann man sich an folgende Dosierungsvor-
schläge halten:

– 1- bis 3mal täglich 5 bis 10 Tropfen,
– 1- bis 3mal täglich 1 Tablette,
– 1- bis 3mal täglich 5 bis 10 Streukügelchen,
– 1- bis 3mal täglich 1/2 TL Pulver.

In akuten Situationen, z. B. Schmerzen, kann die Einnahme
viertel- oder halbstündlich bis zur Besserung erfolgen. Dann
geht man auf die normale Dosierung zurück. Die günstig-
sten Einnahmezeiten sind:

– früh nüchtern gleich nach dem Aufstehen,
– mittags eine halbe Stunde vor der Mahlzeit,
– abends kurz vor dem Schlafengehen.

Alle homöopathischen Arzneimittel werden unverdünnt
auf die Zunge gegeben und verbleiben im Mund. Unmittelbar vor und nach der Einnahme sollte man keine Getränke
und Nahrungsmittel zu sich nehmen.

Die Wahl des richtigen Mittels

Um das richtige Mittel zu finden, wählt man es, wie bereits angedeutet wurde, nicht nur nach den Krankheitssymptomen – hier Leitsymptome genannt – aus. Es sind noch weitere Faktoren zu beachten:

– *Modalitäten:* Dies sind äußere Umstände, unter denen sich die Beschwerden verbessern oder verschlechtern, z. B. Wärme oder Kälte, Ruhe oder Bewegung, Tag- oder Nachtzeit, Berührung, Nahrungsaufnahme.
– *Auslösende Ursachen:* z. B. Schreck, Ärger, Kälte, Durchnässung, Verletzungen, bestimmte Genußmittel.
– *Geistig-seelische Merkmale* und die *vorherrschende Stimmungslage.*
– *Konstitutionelle Faktoren:* z. B. schlank und zierlich, dick, blasser Typ.

Wenn alle diese Faktoren bei der Arzneimittelwahl berücksichtigt werden, findet man in der Regel das richtige Präparat, das dann auch den gewünschten Heilerfolg bringt.

Wenn die Homöopathie nicht hilft

Auch wenn das richtige Mittel ausgewählt wurde, kann es passieren, daß der Behandlungserfolg ausbleibt. In den meisten Fällen liegt dann ein unsachgemäßer Umgang mit dem Mittel vor. Beachten Sie bitte folgendes:

– Homöopathische Arzneimittel sind strahlungsempfindlich. Lagern Sie sie nicht in der Nähe magnetischer

Felder, z. B. Kühlschrank, Lautsprecherboxen, Fernseher.

- Starke Gewürze (ätherische Öle), Kaffee, Tabak und Alkohol beeinträchtigen die Wirksamkeit von homöopathischen Arzneimitteln. Stellen Sie den Genuß dieser Stoffe ein, oder reduzieren Sie ihn stark.
- Meiden Sie alles, was Pfefferminzöl enthält, z. B. Pfefferminztee, Kaugummi, Halsbonbons, Husteneinreibungen. Denn das im Pfefferminzöl enthaltene Menthol hebt die Wirkung der homöopathischen Arzneimittel auf, so daß die Einnahme sinnlos wird. Wenn auch alle diese Dinge beachtet werden, so wird oft etwas vergessen: die Zahnpasta. Fast alle Zahnpasten enthalten Pfefferminzöl und damit Menthol. Hier sollte man sich in der Apotheke eine mentholfreie Zahnpasta *(Elmex mentholfrei)* besorgen, die speziell für die Anwendung während einer homöopathischen Behandlung entwickelt wurde. *Elmex mentholfrei* ist geruchs- und geschmacksarm, frei von ätherischen Ölen wie Pfefferminze und Menthol und durch ihren Wirkstoff Aminfluorid eine vollwertige Zahnpasta.

Die Biochemie

Der deutsche Arzt Dr. Wilhelm Heinrich Schüßler (1821 bis 1898) entwickelte in langen Jahren seiner praktischen Tätigkeit die Heilweise der Biochemie, die sich seit über hundert Jahren bewährt. Die Biochemie ist ein natürliches und risikoloses Heilverfahren.

Die Grundlagen der biochemischen Therapie

Im Ergebnis seiner Untersuchungen kam Schüßler zu dem Schluß, daß Gesundheit bzw. Krankheit des Menschen von Zustand und Funktionsfähigkeit der einzelnen Körperzellen abhängt. Er erkannte, daß für die normale Tätigkeit jeder Zelle bestimmte anorganische Salze von großer Bedeutung sind. Fehlen diese Salze oder entsteht ein Mangel an ihnen, kann das zu gesundheitlichen Störungen und Krankheiten führen.

Unser heutiges Wissen über die Wichtigkeit von Mineralstoffen und Spurenelementen für die Gesunderhaltung des Körpers hat die für die damalige Zeit sehr modernen Erkenntnisse Schüßlers bestätigt.

Schüßler kam zu dem Schluß, daß besonders zwölf im Blut und in den Geweben vorhandene anorganische Mineralsalze Einfluß auf bestimmte Funktionen der Körperorgane ausüben. Er nannte diese Mineralsalze »Funktionsmittel«. Sie werden mit lateinischen Namen bezeichnet, z. B. *Calcium phosphoricum* (Calciumphosphat), *Natrium chloratum*

(Kochsalz) usw. Diese zwölf Funktionsmittel – mit Ausnahme von *Calcium sulfuricum* – werden auch äußerlich in Form von Salben eingesetzt.

Nach dem Tod Schüßlers fand man in Blut und Gewebe zwölf weitere wichtige Mineralstoffe. Sie werden heute »Ergänzungsmittel« genannt.

Die biochemischen Mittel werden nach homöopathischen Methoden hergestellt, und auch die Verdünnung (Potenzierung) wurde übernommen.

Biochemische Mittel für die innere Anwendung sind nur als Tabletten erhältlich. Dabei werden die Funktionsmittel in den Potenzen D3, D6 und D12 und die Ergänzungsmittel in den Potenzen D3 und D12 angeboten.

Anwendung und Dosierung

Bei Homöopathie und Biochemie sind bei den meisten Mitteln keine unmittelbaren Sofortwirkungen zu erwarten. Erst nach mehrmaliger regelmäßiger Anwendung lassen die Beschwerden nach. In der Regel dosiert man die biochemischen Mittel wie folgt:

– in akuten Fällen alle 5 Minuten 1 bis 2 Tabletten bis zur Besserung,
– bei der längerfristigen Therapie 3- bis 6mal täglich 1 bis 2 Tabletten.

Die Tabletten soll man nicht unmittelbar vor oder nach den Mahlzeiten einnehmen. Man läßt sie ohne Flüssigkeit langsam im Munde zergehen.

Auch bei der Biochemie sind Tabak, Alkohol, Kaffee und scharfe Gewürze (ätherische Öle) zu meiden.

Am bekanntesten: die »heiße Sieben«

Eine Ausnahme von diesem Einnahmeschema ist die »heiße Sieben«. Es ist das Mittel Nr. 7 in der Schüßlerschen Reihenfolge, *Magnesium phosphoricum*. Es hat sich bei starken Koliken, akuten Schmerzattacken und quälenden Schmerzzuständen bewährt.

Im Akutfall werden 10 Tabletten *Magnesium phosphoricum D6* in einem Glas heißen Wasser aufgelöst (nicht mit einem Metallöffel umrühren). Von dieser Lösung wird alle 2 bis 5 Minuten ein Schluck bis zur Besserung getrunken.

Die Aromatherapie

Unter der Aromatherapie versteht man die Verwendung von ätherischen Ölen bei der Behandlung von Krankheiten. Das Wort Aromatherapie wird zwar erst seit diesem Jahrhundert benutzt, dennoch sind ihre Prinzipien bereits sehr alt.

Die Entdeckung der Heilkraft aromatischer Pflanzen

Schon frühzeitig machte der Mensch die Entdeckung, daß beim Verbrennen der Zweige und Blätter bestimmter Sträucher und Bäume Rauch entsteht, der sich auf die Befindlichkeit auswirkt. Nach der Art ihrer Herkunft entwickelten die verbrannten Pflanzenteile Gerüche, die Schläfrigkeit und Wohlbefinden oder Erregung bzw. Halluzinationen auslösen können.

In allen Religionen besaßen Räucherungen, d. h. das Verbrennen wohlriechender Pflanzen einschließlich ihrer Produkte, den Harzen und Balsamen, große Bedeutung. Mit Wohlgerüchen, die zum Himmel aufstiegen, wollte man sich die Götter geneigt machen, und Menschen, die Halluzinationen erzeugenden Rauch einatmeten, wurden zu Orakeln, aus deren Mund die Götter sprachen.

Bereits vor fünftausend Jahren verwendeten die Ägypter aromatische Pflanzen zur Einbalsamierung, aber auch zu medizinischen und kosmetischen Zwecken. Die Griechen übernahmen einen großen Teil ihres Wissens um die Heilwirkung pflanzlicher Essenzen von den Ägyptern, machten jedoch auch eigene Entdeckungen. Im Römischen Reich brachten griechische Ärzte ihre Kunst vor allem beim Militär und als Leibärzte der Kaiser zur Anwendung. Nach dem Niedergang Roms hielt diese Heilkunst über Konstantinopel schließlich auch Einzug in der arabischen Welt.

Im 12. Jahrhundert brachten die Kreuzritter die »Wohlgerüche Arabiens«, d. h. ätherische Öle, nach Europa; sie hatten aber nicht nur die Parfüms, sondern auch das Wissen um ihre Herstellung.

Bei den häufig im Mittelalter auftretenden Pestepidemien galt das Verbrennen von Wacholderzweigen als verläßliches Mittel, und auch heute noch sind Räucherungen bei vielen Naturvölkern eine erfolgreiche Behandlungsmethode der Medizinmänner.

Die Renaissance der Aromatherapie

Im Jahre 1928 veröffentlichte der französische Chemiker René Maurice Gattefossé seine Untersuchungen über die Anwendung ätherischer Öle bei Hautkrankheiten als Buch mit dem Titel *Aromatherapie.*

Anlaß zu seinen Forschungen war ein Unfall, den der Chemiker in der Parfümfabrik seiner Familie erlitt. Eine Explosion im Labor führte zu Verbrennungen seiner Hand. Geistesgegenwärtig tauchte Gattefossé seine Hand in das nächstbeste Gefäß, das reines Lavendelöl enthielt. Was dann geschah, empfand der Chemiker als Wunder: Die Wunde heilte in wenigen Stunden, entzündete sich nicht und hinterließ keine Narben.

Besonders in Frankreich, England und Italien beschäftigen

sich heute Wissenschaftler intensiv mit den in Pflanzen enthaltenen ätherischen Ölen und ihrer Anwendung bei Erkrankungen und gesundheitlichen Störungen.

Was will die Aromatherapie?

Die Aromatherapie ist eine sanfte, ganzheitliche Heilmethode. Sie soll Körper, Seele und Geist in Einklang bringen und die Selbstheilungskräfte des Körpers anregen und unterstützen. Sie basiert auf der Erkenntnis von der Wirkung ätherischer Öle und ihrer Düfte auf das menschliche Wohlbefinden und die Gesundheit.

Verwendung finden natürliche ätherische Öle, die überwiegend durch Wasserdampfdestillation gewonnen werden. Dabei werden die ätherischen Öle zum Inhalieren, Einreiben und Baden benutzt. Strittig ist noch die Frage, ob auch die Einnahme ätherischer Öle zur Aromatherapie gehört.

Was sind ätherische Öle?

Ätherische Öle sind meist farblose oder gelbliche Flüssigkeiten mit starkem Geruch. Sie werden aus Pflanzenteilen (Blüten, Blättern, Früchten, Samen, Holz oder Rinden) gewonnen.

Chemisch gesehen sind ätherische Öle sehr komplexe Stoffgemische, die aus bis zu 150 verschiedenen Bestandteilen bestehen. Oft überwiegt ein Bestandteil mengenmäßig und gibt dem ätherischen Öl die charakteristische Duftnote und Wirkung, z. B. das Menthol im Pfefferminzöl. Doch die meisten ätherischen Öle wirken durch das Zusammenspiel aller ihrer Inhaltsstoffe.

Zu beachten ist, daß ätherische Öle bis auf wenige Ausnahmen nie unverdünnt auf die Haut gebracht werden dürfen. Auch sollte man Aromatherapie und Homöopathie nicht gleichzeitig anwenden, da die ätherischen Öle die Wirkung der homöopathischen Arzneimittel aufheben.

Die Inhalation ätherischer Öle

In der Aromatherapie gilt nicht der Grundsatz »Viel hilft viel«, sondern kleinste Mengen ätherischer Öle – meist nur Tropfen – bewirken eine Linderung oder Heilung von Krankheiten und gesundheitlichen Störungen.

War man früher im Zweifel, so ist heute der Wirkungsmechanismus der eingeatmeten ätherischen Öle wissenschaftlich erforscht: Mit der Atemluft gelangen die flüchtigen Duftstoffe in die Nase. In ihr befindet sich ziemlich weit oben die Riechschleimhaut. Sie besteht aus Riechzellen, wobei jede Riechzelle feinste Härchen (Zilien) besitzt, an deren Enden Rezeptoren sitzen. An diese in Form und Größe unterschiedlichen Rezeptoren lagern sich die Duftstoffmoleküle an. Diese Anlagerung löst einen Reiz (Meldung, Information) aus, der über die Riechzelle in den als limbisches System bezeichneten Teil des Gehirns gelangt. Hier wird nun der Geruch nach dem Rezeptor, der ihn »aufgefangen« hat, identifiziert. Im limbischen System werden Erlebnisinhalte bewertet und gespeichert. Das limbische System ist nicht nur Sitz des Gedächtnisses, sondern auch Steuerzentrale lebenswichtiger Funktionen wie Geruchssinn, Schlaf, Sexualtrieb und Durstgefühl.

Gleichzeitig werden von hier als Antwort auf die einzelnen Duftstoffe (Lavendel, Zitrone usw.) emotionale Reaktionen wie innere Ruhe und Ausgeglichenheit, Schlafbedürfnis

oder erhöhte geistige und körperliche Leistungsbereitschaft ausgelöst. Sie werden über einen komplizierten Re-
gelmechanismus in körperliche Funktionen wie etwa redu-
zierte Herztätigkeit, Erweiterung der Blutgefäße und sin-
kender Blutdruck umgesetzt.

Als Gerät zum Inhalieren ätherischer Öle wird die Duftlampe verwendet, meist ein zylindrisches Keramikgefäß, auf das
man eine mit Wasser gefüllte Schale aufsetzt. In das Wasser
wird nun das ätherische Öl (in Abhängigkeit von der Duft-
intensität und Raumgröße 5 bis 30 Tropfen) gegeben und
mit einer Kerze (Teelicht) erhitzt. Je nach seiner Art beeinflußt das gewählte ätherische Öl die Stimmung der anwesen-
den Personen auf die unterschiedlichste Weise:

– *Lavendel-, Melissen-* und *Bergamotteöl* beruhigen, führen zu
  einer Verbesserung der Stimmung und erhöhen die
  Schlafbereitschaft.
– Im Arbeitszimmer verwendet, wirken *Zitronen-* und *Pfeffer-
  minzöl* anregend, erfrischend und konzentrationsstei-
  gernd.
– *Lavendelöl* kann die Wohnräume vom Geruch nach
  Tabakrauch befreien.
– Um die Wohnung in Grippezeiten zu desinfizieren, sollte
  man *Rosmarin-, Eukalyptus-* und *Nelkenöl* verdampfen.

Die Massage mit ätherischen Ölen

Für Massagezwecke werden die ätherischen Öle immer mit
sogenannten Basisölen gemischt. Als Basisöle finden fette
Öle wie *süßes Mandel-, Jojoba-, Oliven-* und *Weizenkeimöl* Verwendung. Dabei gibt man 15 bis 30 Tropfen ätherisches Öl
in 100 ml Basisöl und schüttelt das Ganze gut durch:

- *Rosmarin-*, *Zimt-* und *Zitronenöl* haben sich wegen ihrer anregenden, durchblutungsfördernden Wirkung bei Verspannungen und Muskelverhärtungen bewährt.
- *Kamillen-* und *Geranienöl* eignen sich dagegen für sanfte Massagen. Sie entspannen, beruhigen und gleichen aus.

Das Baden mit ätherischen Ölen

Ein Bad mit ätherischen Ölen ist ein wichtiges Mittel zur Pflege und Erhaltung der Gesundheit. Beim Baden entfalten die ätherischen Öle über den Geruchssinn, die Atemwege und über die Haut ihre wohltuende Wirkung. Hier sind 10 bis 20 Tropfen Öl, vor dem Hineinsteigen ins warme Wasser gegeben, vollkommen ausreichend. Dabei sollte man das ätherische Öl vorher in Kaffeesahne oder Honig verrühren und dann das Ganze ins Badewasser geben:

- Nach einem anstrengenden Arbeitstag hilft ein Bad mit *Melissen-*, *Lavendel-* oder *Rosenöl*, abzuspannen und zu beruhigen; es wirkt schlaffördernd.
- *Rosmarin-*, *Angelika-* und *Zitronenöl* dagegen regen den Kreislauf an und machen fit.
- Bei schweren, schmerzenden und müden Füßen sowie Fußschweiß sind Fußbäder mit *Zypressen-*, *Salbei* und *Rosmarinöl* zu empfehlen.

Die Enzymtherapie

Enzyme – früher auch Fermente genannt – sind Naturstoffe, die von Pflanze, Tier und Mensch gebildet werden. Sie sind bei fast allen lebenswichtigen Prozessen im Organismus beteiligt.

Immer mehr Bedeutung gewinnen Enzyme als Arzneimittel zur Behandlung der unterschiedlichsten Krankheiten. Die Enzymtherapie ist als natürliches, gut verträgliches Heilverfahren für die Selbstbehandlung geeignet.

Enzymtherapie – Heilverfahren mit Tradition

Schon die Bibel berichtet über eine erfolgreiche Behandlung mit Enzymen: Als der jüdische König Hiskija an Krebs erkrankt, befiehlt der Prophet Jesaja: »Holt einen Feigenbrei!« Man holte ihn, strich ihn auf das Geschwür, und der König wurde gesund.

In der Volksmedizin vieler Völker besitzt das Heilen mit enzymreichen Pflanzen wie Ananas, Melone und Feige große Bedeutung. Doch erst zu Beginn unseres Jahrhunderts wurden die wissenschaftlichen Grundlagen für die Anwendung von Enzymen als Arzneimittel geschaffen.

Was sind Enzyme?

Enzyme sind Eiweißstoffe (Proteine), die von lebenden Organismen produziert werden. Im Körper ermöglichen, beschleunigen und steuern sie alle lebenserhaltenden Prozesse, z. B. die Gewinnung von Energie und körperwichtigen Stoffen aus den Nahrungsmitteln sowie die Bildung neuer Körperzellen. Außerdem helfen sie, Schlackenstoffe, Umweltgifte und Fremdkörper unschädlich zu machen, Krankheitserreger abzuwehren und Wunden zu heilen. Dabei ist jedes der über 2500 Enzyme in unserem Körper ein Spezialist, d. h., jedes Enzym hat seine spezielle Aufgabe.

Enzyme müssen vom Organismus ständig neu produziert werden, denn sie altern mit der Zeit und büßen ihre Leistungsfähigkeit ein.

Verdauungsstörungen durch Enzymmangel

Am bekanntesten ist die Wirkung der Enzyme beim Verdauungsprozeß. Ziel der Verdauung und damit der Tätigkeit der Enzyme ist es, die Nahrung so in Einzelbestandteile zu zerlegen, daß sie über die Darmwand in den Körper aufgenommen und verwertet werden kann.

Produziert der Körper eines dieser wichtigen Enzyme nicht oder in zu geringer Menge, was z. B. bei der chronischen Entzündung der Bauchspeicheldrüse der Fall ist, kommt es zu folgenschweren Verdauungsstörungen. Meist wird dann das fehlende Enzym in Form eines Arzneimittels eingenommen.

Enzyme – erfolgreiche Kämpfer gegen Entzündungen

Eine Vielzahl von Erkrankungen geht mit einer Entzündung einher. Meist werden Entzündungen durch Verletzungen und Infektionen mit Mikroorganismen (Bakterien, Viren) ausgelöst. Hierbei zeigen sich am Ort der Schädigung Symptome wie Hautrötung, Schwellung, Überwärmung, Schmerzen und teilweise auch Funktionsbeeinträchtigung. Diese Beschwerden sind die Folgen der Schädigung des Gewebes und der Bemühung unserer Abwehrkräfte (Immunsystem), den eingetretenen Schaden so schnell wie möglich zu beheben.

Hierbei unterstützen Enzyme die Tätigkeit der sogenannten Freßzellen (Makrophagen). Sie besitzen die Fähigkeit, alles Fremde und Schädliche im Körper zu umfließen, in sich aufzunehmen und aufzulösen – und zwar mit Hilfe spezieller Enzyme. Je aktiver die Freßzellen sind, desto besser ist das für den Körper.

Darüber hinaus unterstützen die Enzyme die Immunzellen der spezifischen Abwehr. Sie produzieren spezifische Abwehrkräfte (Antikörper), die Bakterien, Viren, entartete Körperzellen und Schadstoffe binden und sogenannte Immunkomplexe bilden. Diese Immunkomplexe werden von den Abwehrzellen des Körpers besser erkannt und vernichtet. Auch hier helfen Enzyme.

Außerdem bauen Enzyme die bei Verletzungen zerstörten Körperzellen ab und fördern somit die Heilung von Wunden.

Wenn der Körper sich selbst bekämpft

Leider kommt es vor, daß nach dem Entstehen größerer Mengen von Immunkomplexen der Körper sein eigenes Gewebe angreift und zerstört. Meist sind auch körpereigene Zellen direkt daran beteiligt. Der Arzt spricht dann von einer Autoimmunkrankheit, die sich in den verschiedensten Krankheitsbildern zeigen kann, z. B. als entzündliches Rheuma oder als multiple Sklerose.

Wann ist die Enzymtherapie sinnvoll?

Ist der Mensch gesund, dann verfügt er auch über genügend Enzyme. Bei Verletzungen, Entzündungen und Infektionen entsteht im Körper ein Mehrbedarf an Enzymen.

Mangelt es an diesen wichtigen Naturstoffen, so verschlechtert sich die Wundheilung, chronische Entzündungen treten im Körper auf, und Krankheitserreger vermehren sich ungehemmt – der Mensch wird krank! Diese Gefahr wird um so größer, je älter der Mensch wird oder wenn er seine Abwehrkräfte durch Alkohol, Tabak, zu viele Arzneimittel und falsche Ernährung zu sehr belastet.

Hier hat es sich bewährt, einen Enzymmangel durch die Zufuhr von Enzymen als Arzneimittel auszugleichen – mit dem Ziel, den Körper gesund zu erhalten bzw. Krankheiten schneller zu überwinden.

Die Anwendungsgebiete von Enzympräparaten

Enzympräparate finden bei folgenden Krankheiten Anwendung (bitte beachten Sie dabei, daß die ernsthaften Erkrankungen professioneller therapeutischer Hilfe bedürfen):

- *Autoimmunkrankheiten:* Bei Weichteilrheumatismus, Arthrose, rheumatoider Arthritis und Spondylitis (Wirbelentzündung) werden mit Enzympräparaten *(Phlogenzym Filmtabletten)* gute Ergebnisse erzielt. Enzyme bauen hier Immunkomplexe ab, verhindern ihre Neubildung und stoppen so den Angriff auf körpereigene Substanzen, z. B. die Gelenke. Es kommt zur Linderung der rheumatischen Beschwerden.
- *Infektionskrankheiten:* Besonders häufig treten Atemwegserkrankungen (Erkältung, Bronchitis) auf. Auslöser sind Viren und Bakterien. Hier hilft ein Enzympräparat *(Wobenzym N Dragees)* dem Körper, mit den Krankheitserregern fertig zu werden. Aber auch andere Infektionen, etwa der Nasennebenhöhlen, der Harn- und Geschlechtsorgane, sprechen gut auf die Enzymtherapie *(Phlogenzym Filmtabletten, Wobenzym N Dragees)* an.
- *Wundheilung und Infektionsschutz:* Bei stumpfen Verletzungen wie Prellungen, Zerrungen und Verstauchungen wirken Enzyme *(Wobenzym N Dragees)* entzündungswidrig, abschwellend und schmerzstillend. Hautverletzungen durch Schnitt, Riß oder Schürfung heilen mit Enzymen *(Wobenzym N Dragees)* besser. Ihre Anwendung ist auch als Infektionsschutz nach Operationen und Zahnextraktionen angebracht. Zur Behandlung von Wunden, Geschwüren (z. B. offenen Beinen) und Narben werden enzymhaltige Salben *(Wobe-Mugos E Salbe)* eingesetzt.
- *Venenerkrankungen:* Viele Menschen leiden unter der

Volkskrankheit »Krampfadern« mit ihren quälenden Beschwerden. Eine rechtzeitige Behandlung ist wichtig, soll sich die Erkrankung nicht verschlimmern. Wertvolle Hilfe leisten hier Enzyme *(Wobenzym N Dragees)*. Sie lassen die Schwellung (Ödeme) abklingen, verbessern den Blutrückfluß aus den Venen und beseitigen die Mißempfindungen.

Enzymtherapie – natürlich und gut verträglich

Enzympräparate bestehen meist aus einer Kombination pflanzlicher und tierischer Enzyme. Die einzelnen Enzyme ergänzen sich hier in ihrer Wirkung, woraus ein breiteres Wirkungsspektrum resultiert.

Enzymhaltige Arzneimittel sind gut verträglich und deshalb auch für eine Langzeitanwendung, beispielsweise bei Rheuma, geeignet. Unverträglichkeiten mit anderen – gleichzeitig verabreichten – Medikamenten sind nicht bekannt. Nur während der Schwangerschaft und Stillzeit, bei Blutgerinnungsstörungen, Leberschäden und Dialysepatienten sollte vor der Anwendung eine Abstimmung mit dem Arzt erfolgen. Bei bekannter Eiweißallergie dürfen Enzympräparate nicht angewendet werden.

Die original Dr.-Bach-Blütentherapie

Die Bach-Blütentherapie ist ein Naturheilverfahren, das aus England kommt. Hier werden 37 verschieden Blütenessenzen und Heilquellwasser *(Rock Water)* sowie ein Mittel namens *Rescue Remedy* (Notfalltropfen) zur Vorbeugung und Wiederherstellung der Gesundheit von Körper und Seele eingesetzt.

Mit der Aufhebung der Verschreibungspflicht in Deutschland im August 1994 sind diese natürlichen und völlig unschädlichen Heilmittel jetzt jedem zugänglich. Bach-Blütenessenzen sind nun in der Apotheke ohne Rezept erhältlich.

Die Entdeckung der Bach-Blüten

Im Jahr 1930 gab der erfolgreiche Londoner Arzt und Bakteriologe Dr. Edward Bach (1886–1936) seine gutgehende Praxis auf, um sich – von der Schulmedizin enttäuscht – der Suche nach einer »einfacheren, natürlichen Heilmethode« zu widmen. Aus seiner langjährigen Tätigkeit als Wissenschaftler und Arzt wußte Bach, daß jede Krankheit von seelischen Problemen begleitet wird bzw. daß seelische Konflikte und negative Gemützustände organische Krankheiten auslösen können. Eine Erkenntnis, die heute auch von Schulmedizinern immer mehr akzeptiert wird. Deshalb wollte Bach als Arzt den kranken Menschen als ganzes behandeln und nicht nur einzelne Krankheitssymptome. Auf langen Wanderungen durch seine walisische Heimat sammelte er zahlreiche Pflanzen, die er untersuchte und mit denen er experimentierte. Im Laufe seiner Forschungen kam er zu dem Schluß, daß sich die in jeder Blüte enthaltene Pflanzenenergie gewinnen läßt, wenn man die frisch gepflückten Blüten bei Sonnenlicht in frisches Quellwasser legt.

Fünf Jahre brauchte Bach, bis er in unzähligen Selbstversuchen 37 Pflanzen (die Bach-Blüten) und *Rock Water* gefunden hatte, aus denen er sein Therapiesystem entwickelte. Mit dessen Hilfe behandelte er erfolgreich menschliche Schwächen, negative Emotionen und Leidenschaften als Auslöser von Gesundheitsstörungen und Krankheiten.

Das Therapiesystem der Bach-Blüten

Nach Dr. Bach ist die Ursache jeder gesundheitlichen Störung – sei sie nun körperlicher oder psychischer Natur – auf ein inneres Ungleichgewicht zurückzuführen. Diese Disharmonie entsteht beispielsweise, wenn der Mensch nicht mehr auf seine innere Eingebung, seine Seele, hört, sondern sein Leben und Handeln nur noch rein rational von seinem Sachverstand gelenkt gestaltet. Damit verläßt er seinen natürlichen Lebensweg, und es kommt zu inneren Konflikten.

Diese führen zu negativen Gemütszuständen und erzeugen Verhaltensweisen bzw. Störungen wie Ängstlichkeit, Depressionen, Verzweiflung, Unaufrichtigkeit, Intoleranz, Neid, Haß, Hochmut, Egoismus, Überforderung, Eitelkeit und Fanatismus. Sie hindern uns daran, ein sinnvolles und harmonisches Leben zu führen, und können auch krank machen.

Diese Konflikte erzeugen ein seelisches Ungleichgewicht,

das im Widerspruch zum »Konzept« der menschlichen Seele steht und damit auch zu Verzerrungen der Schwingungen im menschlichen Energiefeld führt. Jede einzelne Bach-Blüte stellt nun ein bestimmtes Seelenkonzept dar und besitzt eine spezifische Schwingungsfrequenz.

Treten beim Menschen negative Gemütszustände oder Charakterschwächen auf, so werden sie u. a. durch zu niedrige Schwingungen im menschlichen Energiefeld verursacht. Durch Anwendung der richtigen Bach-Blüte wird die zu niedrige Schwingungsfrequenz beim Menschen durch die korrespondierende pflanzliche Schwingung erhöht, und auf diese Weise kann die negative Charaktereigenschaft »überdeckt« werden, beispielsweise Unaufrichtigkeit durch die Charakterstärke Wahrheitsliebe. Nicht die Bekämpfung oder Unterdrückung des negativen Gefühls (z. B. Angst) ist dabei wichtig, sondern die Entwicklung und Förderung des positiven Gegenteils (etwa Selbstvertrauen) stellt das wirksame Prinzip dar. Die Bach-Blüten lösen die blockierten Schaltstellen zwischen dem seelischen Wollen und dem vom Bewußtsein oft falsch gesteuerten Handeln und stellen damit die innere Harmonie wieder her.

Damit wirken die Bach-Blüten nicht wie die Arzneimittel im rein stofflichen Bereich, sondern bei der Bach-Blütentherapie geht es um die feinstoffliche Übertragung heilsamer Pflanzenenergie auf den Menschen.

Die Herstellung der Bach-Blütenkonzentrate

Für seine Therapie wählte Dr. Bach auf intuitivem Weg 37 Pflanzen und Heilquellwasser *(Rock Water)* aus, die ungiftig sind und auch nicht alle zu den klassischen Heilpflanzen gehören. Da Bach in diesen Pflanzen besonders wertvolle

Heilkräfte spürte, nannte er sie Pflanzen »höherer Ordnung«. Sie werden heute noch wildwachsend an von Bach
vorgegebenen Standorten gesammelt.

Um die Seele oder »Essenz« aus den Pflanzen herauszulö-
sen, fand Bach die »Sonnenmethode« und die »Kochmethode«:

- Für die »Sonnenmethode« werden die Blüten an einem
  Sonnentag gepflückt und für längere Zeit in einer mit
  Quellwasser gefüllten Schüssel der Sonne ausgesetzt.
  Dann wird das mit der »Essenz« der Blüte angereicherte
  Quellwasser in Flaschen gegossen und mit etwas Alkohol
  konserviert. Diese Vorratsflaschen tragen die Bezeich-
  nung *stock bottles* oder auch »Essenzen«.
- Bei der »Kochmethode« erfaßt man die Blüten, die zeitig
  im Jahr, bevor die Sonne ihre Kraft entfaltet, blühen. Hier
  werden die Blüten mit Quellwasser ausgekocht und dann
  abgefüllt.

Hat man sich seinen Beschwerden entsprechend für ein
oder mehrere Blütenkonzentrate entschieden, so gibt man
3 Tropfen aus der jeweiligen Vorratsflasche *(stock bottle)* in
ein 30-ml-Glasfläschchen, am besten mit Pipette oder Tropf-
einsatz.

Nun wird das Fläschchen zu drei Vierteln mit einem stillen
Mineralwasser (kein Leitungs- oder destilliertes Wasser) auf-
gefüllt. Das restliche Viertel füllt man mit 42prozentigem
Alkohol (z. B. Weinbrand) auf. Diese Zubereitung kann
man über längere Zeit lagern (für Kinder läßt man den
Alkohol weg).

Von diesem Fläschchen nimmt man 4mal täglich 4 Tropfen
(die erste Dosis gleich nüchtern beim Aufstehen, die zweite
mittags 12.00 Uhr auf leeren Magen, die dritte gegen

17.00 Uhr auf leeren Magen und die letzte Dosis unmittelbar vor dem Schlafengehen).

Die Anwendungsgebiete der Bach-Blüten

Dr. Bach hat seine Blütenessenzen in sieben Gruppen eingeteilt. Jede Gruppe steht unter einem allgemeinen seelischen Thema, wobei jede einzelne Blüte wiederum einem spezifischen seelischen Negativzustand entspricht:

– Blüten für Menschen, die an Ängsten und Befürchtungen leiden: *Rock Rose* (Gelbes Sonnenröschen), *Mimulus* (Gefleckte Gauklerblume), *Aspen* (Espe), *Cherry Plum* (Kirschpflaume), *Red Chestnut* (Rote Kastanie),
– Blüten für Menschen, die an Unsicherheit leiden: *Cerato* (Bleiwurz), *Scleranthus* (Einjähriger Knäuel), *Gorse* (Stechginster), *Hornbeam* (Hainbuche), *Wild Oat* (Waldtrespe), *Gentian* (Bitterer Enzian),
– Blüten für Menschen, die ohne Interesse an der Gegenwart sind, in Gedanken in der Vergangenheit leben: *Clematis* (Weiße Waldrebe), *White Chestnut* (Weiße Kastanie), *Wild Rose* (Heckenrose), *Chestnut Bud* (Roßkastanienknospe), *Olive* (Olive), *Mustard* (Ackersenf), *Honeysuckle* (Geißblatt),
– Blüten für Menschen, die an Mutlosigkeit und Verzweiflung leiden: *Willow* (Weide), *Pine* (Kiefer), *Larch* (Lärche), *Oak* (Eiche), *Sweet Chestnut* (Edelkastanie), *Star of Bethlehem* (Doldiger Milchstern), *Elm* (Ulme), *Crab Apple* (Holzapfel),
– Blüten für Menschen, die sich einsam fühlen: *Water Violet* (Sumpfwasserfeder), *Impatiens* (Drüsentragendes Springkraut), *Heather* (Heidekraut),

- Blüten für Menschen, die überempfindlich und zu gut-
mütig sind und nicht nein sagen können: *Centaury*
(Tausendgüldenkraut), *Agrimony* (Odermennig), *Holly*
(Stechpalme), *Walnut* (Walnuß),
- Blüten für Menschen, die zu hohe Anforderungen an
sich und andere stellen, was häufig ihre Kräfte übersteigt:
Chicory (Wegwarte), *Vervain* (Eisenkraut), *Vine* (Wein-
rebe), *Rock Water* (reines Quellwasser), *Beech* (Rotbuche).

Neben diesen Mitteln gibt es noch *Rescue Remedy,* die Notfall-
bzw. Erste-Hilfe-Tropfen, eine Kombination von fünf Bach-
Blütenkonzentraten, die als wichtige seelische Erste Hilfe
für kleinere und größere Streß- und Notfallsituationen gilt.
Die Wirkung von *Rescue* tritt oft schon nach einer halben
Minute ein. Die Notfalltropfen sind nicht als Ersatz für
medizinische Hilfe gedacht, sondern als Überbrückungs-
hilfe. Sie dienen der Stabilisierung des inneren Gleichgewichts, was häufig sehr wichtig ist. Deshalb ist *Rescue* hilfreich
bei Unfällen, Verstauchungen, Zerrungen, Insektenstichen,
Verbrennungen und Verletzungen.
Aber auch in psychischen Streßsituationen, vor allem wenn
man Angst zu versagen hat, kann *Rescue* eingenommen
werden: vor Prüfungen, Bewerbungsgesprächen, bei Angst
vor dem Zahnarztbesuch, bei Auseinandersetzungen, vor
Operationen, bei großen Enttäuschungen und seelischem
Schmerz.
In bzw. unmittelbar vor diesen Situationen gibt man 4 Tropfen aus der *stock bottle* in ein Glas Wasser. Das Ganze trinkt
man innerhalb von 10 Minuten schluckweise. Bei Bedarf
kann man den Vorgang wiederholen. Notfalls kann man die
4 Tropfen *Rescue* auch unverdünnt einnehmen.
Außerdem ist noch *Rescue-Creme* erhältlich. Sie wird bei den
obengenannten Situationen unterstützend auf die Haut

aufgetragen bzw. eingerieben, z. B. bei Insektenstichen, Herzbeschwerden oder Verletzungen.

Behandlungsberichte belegen, daß bei körperlichen Verletzungen wie Schürfwunden, Schnittverletzungen, Verbrennungen, Prellungen und Hautausschlägen durch *Reserve-Creme* eine unerwartet gute, oft schnelle Heilung eintritt.

Die Kneipp-Therapie

Im Sommer 1845 wird bei dem Theologiestudenten Sebastian Kneipp (1821–1897) eine schwere Lungenentzündung diagnostiziert. Der kranke, aber willensstarke junge Mann weiß, daß er daran aller Voraussicht nach sterben wird. In dieser Situation fällt Kneipp das Büchlein *Die wunderbare Heilkraft des Wassers* … des schlesischen Arztes J. S. Hahn in die Hände.

In seiner Verzweiflung beginnt er mit Tauchbädern in der winterlich kalten Donau, die er später durch kalte Güsse aus einer Gießkanne ergänzt. Mit diesen Anwendungen ist er so erfolgreich, daß der Arzt im Jahre 1852 erstaunlicherweise die vollkommene Gesundung Kneipps feststellen kann.

Im Anschluß an diese Erfahrung entwickelte Kneipp ein Heilverfahren, das sich weltweit durchgesetzt hat und auch für die Selbstbehandlung zu Hause geeignet ist.

Die fünf Säulen der Kneipp-Therapie

Wenn der Name Sebastian Kneipp fällt, denken die meisten an eine Wasserbehandlung. Doch Wasser ist nur eine Säule der Kneipp-Therapie. Eine Kneipp-Kur besteht aus insgesamt fünf »Säulen« einer den ganzen Menschen umfassenden Behandlung:

- *Wassertherapie:* die Behandlung mit kaltem, warmem und heißem Wasser,

- *Bewegungskur:* ausgiebiges, aber nicht übertriebenes Bewegungstraining, z. B. mehrstündige Spaziergänge,
- *Ernährungstherapie:* überwiegend vegetarische Kost und Milchprodukte,
- *Phytotherapie:* Heilkräuter, vor allem zur äußeren Anwendung, aber auch als Tees, Saft und Dragees,
- *Ordnungstherapie:* eine harmonische Lebensführung, innere Ausgeglichenheit und Stabilität.

Das Prinzip der Wassertherapie

Die Anwendung von kaltem und warmem Wasser wirkt als Reiz auf Gefäße, Kreislauf und Stoffwechsel. Durch die gesteigerte Durchblutung der Haut kommt es auch zu einer positiven Beeinflussung der Tätigkeit innerer Organe über einzelne Nervenbahnen. Im Ergebnis der Wasseranwendung kann der Körper besser mit Streß und Belastungen fertig werden und Infektionen abwehren. Insgesamt kommt es zu einer Steigerung des Wohlbefindens.

Trotzdem sollte man es mit der Anwendung kalten Wassers nicht übertreiben. Roßkuren sind hier nicht gefragt, ganz im Gegenteil: »Es bleibt bei mir der Grundsatz fest, möglichst gelinde auf die Natur einzuwirken«, wie Kneipp es formulierte.

Bei der Wassertherapie sind die folgenden wichtigen Grundsätze zu beachten:

- Die Wasserbehandlung sollte man nicht in einem kühlen, sondern in einem wohltemperierten Raum durchführen.
- Kaltes Wasser sollten Sie nur am gut durchgewärmten Körper anwenden; bei beginnendem Frösteln oder Frieren muß man die Behandlung sofort abbrechen.

- Wenden Sie kaltes Wasser (12 bis 18 °C bzw. leitungskalt) nicht zu lange an, höchstens 20 bis 40 Sekunden.
- Bei kalten Güssen ist der Duschschlauch ohne Brausekopf zu benutzen, damit das Wasser einen dicken Strahl ohne Druckeffekt bilden kann.
- Kalte Güsse sollte man nicht mit vollem Magen durchführen.

Ausgewählte Anwendungen

- *Das kalte Halbbad:* regt die Darmtätigkeit an, wirkt abhärtend und stimmungsaufhellend, hilft bei Hämorrhoiden und Schlafstörungen.
  Badewanne in Hüfthöhe mit kaltem Wasser füllen, sich 5 bis 10 Sekunden hineinsetzen. Dann Badewanne verlassen, sich nicht abtrocknen, sondern Wasser nur mit der Hand abstreifen. Abschließend den Körper durch Bewegung oder Bettruhe erwärmen.
- *Das kalte Armbad:* wirkt erfrischend und belebend; hilft bei Kopfschmerzen, Konzentrationsstörungen, Hitzewallungen und nervösen Herzbeschwerden.
  Waschbecken mit kaltem Wasser füllen, Arme bis zur Mitte der Oberarme 10 bis 20 Sekunden eintauchen. Dann Wasser nur mit der Hand abstreifen. Durch Armschwingungen die Arme erwärmen.
  Nicht anwenden bei Angina pectoris.
- *Der Knieguß:* bei Krampfadern anwenden; wirkt durchblutungsfördernd, entstauend und kräftigt die Venen.
  Am rechten Fuß beginnen, Wasserstrahl auf dem Fußrücken einige Male hin und her führen. Dann Wasserstrahl an der Außenseite der Wade zur Kniekehle hochführen. Hier den Wasserstrahl 5 bis 10 Sekunden halten.

Dann Wasserstrahl langsam an der Innenseite der Wade zum Fuß zurückführen. Jetzt zum linken Fuß wechseln und hier das gleiche wiederholen. Das Ganze an der rechten und dann linken Beinvorder- und -hinterseite wiederholen. Danach Bettruhe oder Bewegung, um die Beine zu erwärmen.

Nicht anwenden bei Reizblase, Harnwegsinfektionen, Ischias und während der Menstruation.

– *Der Schenkelguß:* bei Krampfadern, rheumatischen Beschwerden und Ischias zu empfehlen.

Der Ablauf ist der gleiche wie beim Kniguß. Nur daß der Wasserstrahl bis zum Gesäß hochgeführt wird und hier auch einige Sekunden verweilt. Anschließend Bettruhe oder Bewegung, um die Beine zu erwärmen.

Nicht anwenden bei Reizblase, Harnwegsinfektionen und während der Menstruation.

– *Der kalte Fußwickel:* bei kalten Füßen und Schlafstörungen bewährt.

Socken aus Baumwolle oder Leinen mit kaltem Wasser tränken, auswringen und vor dem Schlafengehen anziehen. Darüber ein Paar trockene Wollsocken ziehen. Anwendung 1 bis 2 Stunden – oder wenn man nachts wach wird, die nassen Socken ausziehen.

– *Wechselfußbäder:* wirken herzstärkend und kreislaufanregend.

Zwei Becken – eins mit warmem und eins mit kaltem Wasser – bereitstellen. Beide Füße zuerst 3 Minuten ins warme, dann 10 Sekunden ins kalte Wasser tauchen. Die Prozedur 3- bis 5mal wiederholen. Zum Abschluß Füße nur kurz ins kalte Wasser tauchen, dann abfrottieren und warme Socken darüberziehen.

Nicht anwenden bei Herz- und Kreislauferkrankungen.

Spezieller Teil:
Frauenkrankheiten, Beschwerden und ihre natürlichen Behandlungsmöglichkeiten

Das prämenstruelle Syndrom (PMS) – die Tage vor den Tagen

Noch bis Mitte der siebziger Jahre nahm kaum ein Arzt die häufig vor der Regelblutung auftretenden Beschwerden ernst, und als eigenständiges Krankheitsbild war das PMS in keinem medizinischen Fachbuch zu finden.

Bis dahin ertrugen viele Frauen diese unangenehmen Störungen jeden Monat still und geduldig, wollten sie nicht als Simulanten und Hypochonder abgestempelt werden. Und außerdem galt es als unschicklich, über die Menstruation und alle mit ihr verknüpften Beschwerden zu sprechen. Dabei ahnte damals noch kaum jemand, wie verbreitet das PMS ist.

Inzwischen hat die Medizin das Krankheitsbild des PMS weitgehend aufgeklärt, und es gibt heute zahlreiche Therapiemöglichkeiten, die der betroffenen Frau in den »Tagen vor den Tagen« wirksam helfen.

Wie verbreitet ist das PMS?

Untersuchungen zeigen, daß rund 80 Prozent aller Frauen im gebärfähigen Alter in den Tagen vor der Monatsblutung unter individuell sehr unterschiedlichen Beschwerden leiden.

Wenn eine Frau die Antibabypille nimmt, kann es sich nicht um PMS handeln.

Bei 30 bis 40 Prozent sind die Symptome so stark ausgeprägt, daß man vom prämenstruellen Syndrom sprechen muß. Bei ca. 10 Prozent sind sie die Ursache für einige Tage Arbeitsunfähigkeit.
Vom PMS betroffen sind meist Frauen um das dreißigste Lebensjahr bis zum Beginn der Wechseljahre.

PMS – bei jeder Frau anders

Das Krankheitsbild des PMS wird von einer Vielzahl psychischer und physischer Beschwerden bestimmt.

– Stimmungsschwankungen bis hin zur Depression,
– Angstgefühle,
– Aggressivität,
– Reizbarkeit,
– Gefühle des Ausgestoßenseins und der Nutzlosigkeit,
– migräneartige Kopfschmerzen,
– Hautprobleme,
– Verstopfung,
– Gelenkbeschwerden,
– Kreuz- und Unterleibsschmerzen,
– Übelkeit und Völlegefühl.

Wassereinlagerungen lassen sich durch salzarme und eiweißreiche Ernährung reduzieren.

Als besonders unangenehm werden ein Spannungsgefühl und Schmerzen in den Brüsten (Mastodynie), hervorgerufen durch verstärkte Wassereinlagerung, empfunden. Weitere Wasseransammlungen (Ödeme) sind in Füßen, Beinen und im Bauchraum möglich und können eine Gewichtszunahme bis zu 6 kg bewirken. Viele Frauen fühlen sich in

> Bauen Sie Ärger, Streß und Probleme ab!

dieser Zeit aufgedunsen und haben Kleidungsprobleme. Charakteristisch ist auch ein Heißhunger nach Schokolade und Süßigkeiten und eine regelrechte Freßsucht. Tritt die Regelblutung ein, verschwinden alle diese Symptome spontan.

Natürlich zeigen sich die Störungen bei jeder Frau nicht in der gleichen Weise. So überwiegen bei manchen die seelischen, bei anderen die körperlichen Beeinträchtigungen. Nervliche Belastung, Ärger und Streß verstärken bei vielen Frauen die Beschwerden. Beim PMS sind Entspannungsübungen und viel Bewegung wichtig.

Es liegt auf der Hand, daß das PMS zu einer erheblichen Minderung der Lebensqualität und Leistungsfähigkeit der betroffenen Frauen führt. Häufig sind die dazugehörigen Familien und Arbeitskollegen irritiert und reagieren mit Unverständnis und Abgrenzung statt mit Hilfe und verstärkter Zuwendung. Auch viele Ärzte sind von der Komplexität der Symptome überrascht und behandeln nur einzelne Beschwerden, z. B. die Unterleibsschmerzen.

> Leiden Sie nicht still vor sich hin. Sondern sprechen Sie mit Ihrem Partner oder Ihren Kindern über Ihre Probleme. Das Verständnis anderer wird Ihnen guttun!

Für die Ursache des PMS gibt es noch keine eindeutige Erklärung: Wahrscheinlich ist es ein Mangel an dem Gelbkörperhormon Progesteron bzw. eine Verschiebung im Hormonhaushalt der Frau.

Behandlungsmöglichkeiten

Phytotherapie

– Eine bewährte Heilpflanze zur Behandlung des PMS ist der Keuschlamm – auch Mönchspfeffer genannt –, ein bis 4 m hoher, aromatisch duftender Strauch, der in tropischen und subtropischen Regionen beheimatet ist. Arzneimittel, die einen Auszug (Extrakt) aus den Früchten des Keuschlamms (*Agnucaston Filmtabletten* und *Lösung*) enthalten, stabilisieren den hormonellen Regelkreis der Frau. Sie verstärken die Ausschüttung des Gelbkörperhormons Progesteron, was zur Wiederherstellung des natürlichen Gleichgewichts zwischen östrogenen und gestagenen Hormonen führt. Als Folge normalisiert sich der Zyklus, und die quälenden Beschwerden des PMS verschwinden ganz oder werden merklich gelindert.

– Die bei uns als Wildpflanze besonders an Bahndämmen vorkommende Nachtkerze mit ihren großen gelben Blüten hat in ihren Samen fettes Öl, das einen hohen Gehalt an ungesättigten Fettsäuren aufweist. Naturheilmittel mit Nachtkerzensamenöl *(Efamol 500 Kapseln)* greifen regulierend in den Hormonhaushalt der Frau ein, was zur deutlichen Abnahme der Beschwerden des PMS führt. Die Nachtkerze ist übrigens die wichtigste Heilpflanze zur Behandlung der Neurodermitis.

Teemischung: Die regelmäßige Anwendung des folgenden Tees dämpft die PMS-Beschwerden:

Schafgarbekraut	1 Teil,
Hirtentäschelkraut	1 Teil,
Kamillenblüten	1 Teil,
Birkenblätter	1 Teil,

Zubereitung: Aufguß.
Dosierung: ab Zyklusmitte bis zum Beginn der Regel früh und mittags 1 Tasse Tee.

Homöopathie

– Besonders zu empfehlen ist eine Kombination aus Keuschlamm, Frauenwurzel, Alpenveilchen, Ignatiusbohne, Schwertlilie und Tigerlilie *(Mastodynon N Tropfen)*. Sie erweist sich als hilfreich zur Behandlung der meisten Beschwerden des PMS. Vor allem wenn schmerzende, geschwollene Brüste (Mastodynie) auftreten.
– Die Wiesenküchenschelle *(Pulsatilla D12 Globuli)* ist angebracht, wenn Kopfschmerzen und Schmerzen in Brüsten und Unterleib vorherrschen. Hinzu kommt leichter Ausfluß, der Brennen bzw. Beißen verursacht. Sie sind in weinerlicher Stimmung und brauchen viel Zuwendung. Wärme ist Ihnen unerträglich, Sie benötigen viel frische Luft. Selbst wenn Ihnen kalt ist, bevorzugen Sie leichte Kleidung.
– Bei Kopfschmerzen oder Migräne, manchmal Schwindel und Nasenbluten, bei Bauch- und Kreuzschmerzen hat sich Schlangengift *(Lachesis D12 Globuli)* bewährt. Außerdem ist Ihnen Wärme, Sonne und eng anliegende Kleidung zuwider. Sie haben den Drang, pausenlos zu reden, sind ruhelos und reizbar.

Vitamine

Vitamin B6 (Pyridoxin): Dieses in Leber, Fleisch, Ei, Milch, Getreide und grünem Gemüse enthaltene Vitamin ist angebracht, wenn Symptome wie Depression, Reizbarkeit, Kopfschmerzen und ein Gefühl des Aufgequollenseins vorherrschend sind. Aufgrund der guten Erfahrungen aus der Praxis gehört Vitamin B6 *(Bonasanit Tabletten)* heute zur Standardtherapie des PMS.
Dosierung: ab dem 10. Tag vor bis zur Regelblutung 2mal täglich 1 Tablette *Bonasanit.*

Mineralstoffe

Magnesium ist ein für den gesamten Stoffwechsel wichtiges Mineral, denn mehr als 300 körpereigene Enzyme benötigen für ihr Funktionieren Magnesium. Bei 80 Prozent aller betroffenen Frauen kann Magnesium *(Magnesium Diasporal N 300 Granulat)* den Leidensdruck des PMS erheblich senken.
Dosierung: mindestens 6 Wochen lang täglich 1 Briefchen *Magnesium-Diasporal N 300 Granulat.*

Bach-Blütentherapie

Wenn die Beschwerden des PMS Sie lawinenartig zu überrollen drohen, sollten Sie die Notfalltropfen *(Rescue)* griffbereit haben.
Dosierung: bei Bedarf 4 Tropfen jede Stunde auf die Zunge geben und im Mund behalten.

Menstruationsbeschwerden – was viele Frauen belastet

Regelschmerzen gehören zu den häufigsten Beschwerden der Frau. Etwa 50 Prozent leiden unter diesen Störungen. Manchmal sind sie so intensiv, daß Wohlbefinden und Leistungsfähigkeit stark beeinträchtigt werden.

Der Menstruationszyklus

Der Monatszyklus zählt vom ersten Tag der Regelblutung (Menstruation) bis zur nächsten durchschnittlich 28 Tage. Der Zyklus wird vom Gehirn aus gesteuert, genauer gesagt vom Hypothalamus, einem Teil des Zwischenhirns. Der Hypothalamus steht in Verbindung mit dem limbischen System im Gehirn, dem Sitz unserer Gefühle, so daß der Zyklus der Frau auch durch Faktoren wie Freude, Leid, Liebe, Haß und Streß beeinflußt werden kann.

Der Hypothalamus als »Kommandozentrale« bildet einen bestimmten Botenstoff (Gonadotropin-Releasing-Hormon). Dieser wirkt auf die Hirnanhangdrüse und regt sie zur Bildung der gonadotropen Hormone FSH und LH an. Sie gelangen mit dem Blut in die Eierstöcke und lassen dort den Menstruationszyklus in genau bestimmter Reihenfolge ablaufen: Mit der Tätigkeit von FSH (follikelstimulierendes Hormon) beginnt jeder neue Zyklus. Dabei wirkt FSH auf die Eierstöcke in dem Sinne, daß es zum Wachstum einiger der dort lagernden unreifen Eizellen kommt. Doch nur eine

Eizelle wird voll ausgebildet. Sie ist von einem dünnen Häutchen (Follikel) geschützt, das weibliche Sexualhormone, die Östrogene, produziert. Diese Hormone bauen etwa ab dem fünften Zyklustag die neue Gebärmutterschleimhaut auf, damit bei einer Schwangerschaft das befruchtete Ei aufgenommen werden kann.

Nach vierzehn Zyklustagen ist die Eizelle zur vollen Größe herangewachsen und produziert so viel Östrogene, daß der FSH-Spiegel sinkt. Jetzt sondert die Hirnanhangdrüse verstärkt LH (Luteinisierungshormon) ins Blut ab, das in den Eierstöcken den Eisprung (Ovulation) auslöst. Dabei platzt das Eibläschen, und die Eizelle wird in einen Eileiter geschwemmt, in dem sie von den Samenfäden des Mannes (Spermien) befruchtet werden kann. Manche Frauen verspüren den Zeitpunkt des Eisprungs genau: Er äußert sich als sogenannter Mittelschmerz. Nach dem Eisprung entsteht im Eierstock eine Art Narbe, die als Drüse fungiert und wegen ihrer gelblichen Farbe Gelbkörper genannt wird. Er produziert auf Befehl des Gehirns das Gelbkörperhormon Progesteron, das auch zu den weiblichen Sexualhormonen gehört. Dieses Hormon sorgt für eine ausreichende Durchblutung der Gebärmutterschleimhaut, damit sich das befruchtete Ei in der Gebärmutter einnisten kann und die Schwangerschaft erfolgreich verläuft.

Hat keine Befruchtung stattgefunden, bildet sich der Gelbkörper zurück, die Progesteronbildung versiegt. Als Folge löst sich die Gebärmutterschleimhaut und wird abgestoßen: Die Regelblutung setzt ein, wobei die Frau normalerweise 50 ml Blut verliert.

Wenn die Dauer des weiblichen Zyklus auf 28 Tage festgelegt wird, so gibt es hiervon Abweichungen, die auch noch als normal gelten. So haben manche Frauen einen Zyklus von nur 21 Tagen, andere hingegen von vierzig Tagen.

Außerdem existieren viele Faktoren, die einen Zyklus verkürzen oder verlängern können: Neben den schon erwähnten psychischen Faktoren sind hier Reisen und Schlankheitskuren zu erwähnen. Sofern dabei keine Beschwerden auftreten, ist das kein Grund zur Besorgnis. Die Dauer der Monatsblutung liegt bei den meisten Frauen zwischen drei und fünf Tagen. Wenn jedoch noch nach sieben Tagen starke Blutungen auftreten, ist ein Arzt aufzusuchen. Eine Volksweisheit besagt, »daß die einzige Regelmäßigkeit an der Regel die Unregelmäßigkeit ist«, denn nur etwa 1 Prozent aller Frauen können auf den Tag genau angeben, wann die nächste Regelblutung eintreten wird.

Zyklusstörungen

Von der normalen Menstruation unterscheidet man folgende Abweichungen:

– *Hypermenorrhoe:* Es ist eine Menstruation, die im normalen Intervall stattfindet, aber mit stärkerem Blutverlust einhergeht. Der Blutverlust beträgt mehr als 80 ml. Als weiteres Symptom ist eine verstärkte Klumpenbildung im Menstrualblut zu finden. Tritt die Hypermenorrhoe wiederholt auf, ist mit einem Eisenmangel zu rechnen.

In 80 Prozent der Fälle ist die Hypermenorrhoe organisch bedingt, z. B. durch gutartige Geschwulste, Schleimhautwucherungen, Lageveränderungen der Gebärmutter und Entzündungen.

– *Hypomenorrhoe:* Eine Menstruation im normalen Intervall,

Bei englischen Frauen gilt Gin – natürlich in Maßen getrunken – als bewährtes Mittel bei Menstruationsbeschwerden.

aber mit verkürzter Blutungsdauer (meist nur zwei Tage).
Die jahrelange Einnahme der Antibabypille ist die häufigste Ursache für diese Regelstörung.

– *Menorrhagie:* Die Dauer der Regelblutung liegt zwischen acht und vierzehn Tagen. Der Blut- und damit der Eisenverlust ist beträchtlich. Die Ursachen sind denen der Hypermenorrhoe ähnlich.
– *Oligomenorrhoe:* Die Menstruationsintervalle sind verlängert (Zykluslänge über 35 Tage).
– *Polymenorrhoe:* Die Menstruationsintervalle sind verkürzt (Zykluslänge unter 21 Tagen).
– *Metrorrhagie:* Das Auftreten von gehäuften Blutungen, die sich nicht mehr einem Zyklus zuordnen lassen.
– *Amenorrhoe:* Das Ausbleiben oder Fehlen der Regelblutung.
– *Dysmenorrhoe:* Die am häufigsten auftretende Regelstörung.

Dysmenorrhoe

Die Dysmenorrhoe ist eine Regelblutung, die mit starken krampfartigen Schmerzen sowie einem Spannungsgefühl im Unterbauch verbunden ist. Des weiteren wird über Rückenschmerzen, Leistungsschwäche, Schwindelgefühl, Kopfschmerzen und Übelkeit bis hin zum Erbrechen geklagt. Die meisten Beschwerden treten nur am ersten Tag der Blutung auf. Doch bei jeder zehnten Frau halten die Symptome zwei bis drei Tage an und können auch zur Arbeitsunfähigkeit führen.
Bei der Dysmenorrhoe müssen zwei Formen unterschieden werden: die primäre und die sekundäre Dysmenorrhoe.
Die *primäre Dysmenorrhoe* tritt bei jungen Frauen auf, bei

> Psychische Faktoren wie Angst, Stimmungslabilität und Identifikationsprobleme spielen bei der Dysmenorrhoe eine große Rolle.

denen sich die monatlichen Zyklen erst eingependelt haben. Typisch ist, daß sich die primäre Form nur nach erfolgtem Eisprung zeigt. Als Ursachen gelten Streß, Konflikte im Beruf und mit dem Partner, die über das Gefühlsleben (limbisches System) den normalen Menstruationsablauf negativ beeinflussen.

Typisch ist, daß während der akuten Schmerzphase die Blutung nachläßt bzw. mit dem Wiedereinsetzen der Blutung die Schmerzen verschwinden – ein Beweis dafür, daß beim Auftreten der intensiven Schmerzen die Uterusdurchblutung stark eingeschränkt ist.

Für die starken Schmerzen der primären Dysmenorrhoe werden die Prostaglandine verantwortlich gemacht. Diese Stoffgruppe kommt im ganzen Organismus vor und löst örtlich begrenzt recht unterschiedliche Wirkungen aus. Manche Frauen produzieren in ihrer Gebärmutterschleimhaut zuviel Prostaglandine, die bei der Menstruation freigesetzt werden und die schmerzhaften Verkrampfungen der Gebärmuttermuskulatur auslösen.

Außerdem ist bei der Dysmenorrhoe das hormonelle Gleichgewicht zugunsten der Östrogene verschoben.

Die *sekundäre Dysmenorrhoe* tritt vorwiegend bei älteren Frauen auf. Hier liegen meist organische Ursachen vor, z. B. eine Endometriose. Darunter versteht der Arzt eine gutartige

> Oft berichten dysmenorrhoische Frauen, daß ihre Mütter, Großmütter, Schwestern oder Tanten gleichfalls unter diesen Beschwerden gelitten haben.

Wucherung der Gebärmutterschleimhaut außerhalb der
Gebärmutterhöhle. »Versprengte« Teile der Gebärmutterschleimhaut können sich dabei an den Außenseiten von
Eileitern und Eierstöcken oder auf Harnblase, Bauchfell
oder Darm einnisten. Dabei machen diese versprengten
Nester den gleichen Zyklus wie die Gebärmutterschleimhaut mit. Nur daß hier das Menstrualblut nicht abfließen
kann und zu stärkeren Schmerzen führt, als die Prostaglandine allein verursachen.

Auch Lageanomalien des Uterus, Pessare und gutartige
Geschwülste der Gebärmuttermuskulatur (Myome) gelten
als Auslöser für eine sekundäre Dysmenorrhoe.

Behandlungsmöglichkeiten

Obgleich heute viele Frauen ihre Menstruationsbeschwerden selbst behandeln wollen, ist doch eine Abklärung der Ursachen durch den Arzt sehr wichtig. Denn beim Vorliegen von organischen Gründen, z. B. Endometriose, Myomen, beseitigt eine kausale Therapie des Arztes die Ursachen und damit auch die dysmenorrhoischen Beschwerden.

> Tragen Sie lockere, nicht einengende Kleidung!

Bei leichten Menstruationsbeschwerden, die ihre Ursachen im psychischen Bereich haben oder auf einem Ungleichgewicht von östrogenen und gestagenen Hormonen basieren, bietet die Naturheilkunde eine Reihe von therapeutischen Möglichkeiten:

Phytotherapie

– Die Steuerung und das Zusammenspiel der Hormone, die für den Ablauf des monatlichen Zyklus verantwortlich sind, sind recht kompliziert und können leicht aus dem Gleichgewicht gebracht werden. Diese Störungen zeigen sich oft in Blutungsrhythmusstörungen, d. h. einer zu kurzen oder zu langen Zyklusdauer. Meist ist die Progesteronproduktion daran schuld.
Hier hat sich ein Auszug (Extrakt) aus den Früchten des Keuschlamms (*Agnucaston Filmtabletten* oder *Lösung*) bewährt. Er regt mild die Progesteronproduktion an, wobei das hormonelle Ungleichgewicht beseitigt wird. Als Folge klingen die Menstruationsbeschwerden ab.
– Zur Linderung der starken Schmerzen bei Dysmenor-

rhoe ist oft ein Schmerzmittel unumgänglich. Hier bringt der Stechapfel, eine alte Heilpflanze, schnelle Hilfe. Extrakte aus dem Stechapfel *(Buscopan Dragees)* lösen zuverlässig die krampfartigen Schmerzen.

– Die längerfristige Einnahme von Nachtkerzensamenöl *(Efamol 500 Kapseln)* führt zur Abnahme von Menstruationsbeschwerden. Das Öl der Nachtkerzensamen enthält ungesättigte Fettsäuren, die der Bildung der schmerzauslösenden Prostaglandine entgegenwirken.

– Ist die Regelblutung zu stark oder dauert sie zu lange, kann es zu beträchtlichen Blutverlusten kommen. Hier muß rechtzeitig ein blutungsstillendes Mittel zur Anwendung kommen. Das Hirtentäschel hat sich seit langem in der Volksmedizin bewährt, und seine blutungsstillenden Eigenschaften sind wissenschaftlich nachgewiesen. Statt des Tees wird heute ein Auszug (Extrakt) aus dem Hirtentäschel (*Styptysat Bürger Dragees* und *Lösung*) eingesetzt. Er ist wirksamer und überall bequem einzunehmen.

Teemischung: Dieser Tee soll einen unregelmäßigen Zyklus normalisieren:

Johanniskraut	2 Teile,
Schafgarbekraut	1 Teil,
Frauenmantelkraut	1 Teil,
Hopfenzapfen	1 Teil,

Zubereitung: Aufguß.

Dosierung: 3 Monate lang 2mal täglich 1 Tasse Tee. Wenn notwendig, Kur wiederholen.

Homöopathie

– Sie leiden an einer Dysmenorrhoe. Die heftigen krampfartigen Schmerzen sind kaum zu ertragen. Im Liegen strahlen die Schmerzen in Richtung Magen oder Hüfte aus. Hinzu kommen Hitzewallungen, Schwitzen und innere Unruhe. Lassen die Schmerzen nach, sind Sie völlig erschöpft und verzweifelt. In dieser Zeit sind Sie besonders reizbar, reagieren auf Kleinigkeiten sehr heftig und sind häufig ungerecht. Ärger verschlimmert die Beschwerden. Sind diese Symptome für Sie typisch, dann sollten Sie die Echte Kamille *(Chamomilla D12 Globuli)* einnehmen.

– Ihre krampfartigen Schmerzen strahlen in den ganzen Körper aus. Oft kommt starker Harn- und Stuhldrang hinzu. Früh ist Ihnen übel, manchmal müssen Sie sich sogar übergeben. Die Menstruation nimmt Sie sehr mit, und Sie fühlen sich sehr erschöpft. Ihre Lebensführung ist ungesund, und Sie nehmen zuviel Reizmittel, z. B. Koffein, Nikotin, zu sich. Dann ist die Brechnuß *(Nux vomica D12 Globuli)* das richtige Mittel.

Biochemie

Wollen Sie eine rasche Linderung Ihrer starken krampfartigen Schmerzen, die auch in den Rücken ausstrahlen können, dann wird Ihnen Magnesiumphosphat *(Magnesium phosphoricum D6 Tabletten)*, die sogenannte »heiße Sieben«, helfen.

Dosierung: 10 Tabletten in einem Glas heißen Wasser lösen und öfters umrühren. Davon alle 2 bis 5 Minuten einen Schluck trinken.

Aromatherapie

Stellen Sie sich ein Massageöl her, mit dem Sie bei Regelschmerzen den Bauch und Rücken im Lendenbereich ein-
massieren: Geben Sie in 100 ml Jojobaöl folgende ätherischen Öle:

Ylang-Ylang	2 Tropfen,
Lavendelöl	5 Tropfen,
Kümmelöl	5 Tropfen,
Bergamotteöl	5 Tropfen.

Vitamine

Vitamin E *(Vitamin E 100 mg Jenapharm Kapseln)* kann den
Zyklus günstig beeinflussen und Menstruationsunregelmä-
ßigkeiten normalisieren.
Dosierung: ab dem 10. Tag vor der Regel täglich 1 Kapsel
Vitamin E 100 mg Jenapharm.

Mineralstoffe

– Mit der monatlichen Regelblutung verliert die Frau ca.
  15 bis 30 mg Eisen. Frauen mit stärkeren Blutungen
  haben jedoch einen so großen Eisenverlust, daß er nicht
  mit der Nahrung ausgeglichen werden kann. Deshalb
  leiden viele Frauen unter Eisenmangel. Diese Unterversorgung äußert sich in einer Blutarmut mit den Symptomen trockene, blasse Haut, Müdigkeit, Schlafstörungen,
  Kopfschmerzen, Stimmungslabilität, eingerissene Mund-
  winkel, spröde Fingernägel und Haarausfall. Hier ist die

Einnahme eines Eisenpräparates *(Rulofer N Filmtabletten, Kapseln* und *Rulofer G Saft)* sinnvoll.

- Bei einer schmerzhaften Regelblutung hat sich die Anwendung von Magnesium *(Magnesium Diasporal N Lutschtabletten)* bewährt, da dieser Mineralstoff die Verkrampfungen der Gebärmuttermuskulatur löst.

Harnwegsinfektionen –
Frauen sind besonders gefährdet

Daß besonders Frauen an Infektionen der Harnröhre und Blase erkranken, beruht auf anatomischen Unterschieden zwischen Frau und Mann; denn während die Harnröhre des Mannes ca. 20 cm lang ist, mißt sie bei der Frau nur etwa 4 cm. Deshalb gelangen bei der Frau Krankheitserreger schneller und leichter durch die Harnröhre in die Blase und führen hier eher zu einer Entzündung der Harnblase, als dies beim Mann der Fall ist.

Was ist eine Harnwegsinfektion?

Dringen Krankheitserreger (Bakterien) in Harnröhre, Blase und Nieren ein, dann bleiben sie so lange dort, bis sie mit dem Urin ausgeschwemmt oder durch ein Arzneimittel abgetötet werden. Da Bakterien in Blase und Niere gute Lebensbedingungen (Wärme, Feuchtigkeit, Nährstoffe) vorfinden, vermehren sie sich und lösen über kurz oder lang eine Harnwegsinfektion aus.
Dabei treten verschiedene Arten der Harnwegsinfektion auf, die auch unterschiedlich behandelt werden müssen:

– Die *akute* Harnwegsinfektion tritt plötzlich auf.
– Die *chronische* Harnwegsinfektion besteht schon über längere Zeit.

– Die *rezidivierende* Harnwegsinfektion tritt immer wieder auf.

Vermehren sich die Keime nur in der Blase, so spricht man von einer Blasenentzündung (Cystitis). Sind die Nieren mit betroffen, so entsteht das Krankheitsbild der Nierenbeckenentzündung (Pyelonephritis). Die Unterscheidung dieser zwei Krankheitsbilder ist sehr wichtig, da es davon abhängt, ob eine Selbstbehandlung möglich ist oder der Arzt aufgesucht werden muß.

Die Symptome einer Harnwegsinfektion

Eine Blasenentzündung ist schon an einem Merkmal einfach zu erkennen: Die Erkrankte muß außergewöhnlich häufig Wasser lassen. Denn sobald sich die entzündete Blase nur mit etwas Harn füllt, wird bereits der Reiz zu ihrer Entleerung ausgelöst.
Beim Wasserlassen tritt oft ein leichtes oder heftiges Brennen auf, manchmal auch ein Druckschmerz im Bereich der Blase. Hin und wieder hat der Urin einen strengen Geruch. Diese Symptome zeigen sich besonders bei Frauen in jüngeren Jahren. Bei älteren Frauen kann die Blasenentzündung beschwerdefrei bis auf eine Ausnahme verlaufen: das häufige Wasserlassen.
Zusätzliche drückende oder klopfende Schmerzen in der Nierengegend mit oder ohne Fieber lassen auf eine Nierenbeckenentzündung schließen. Hier ist sofort der Arzt aufzusuchen.
An eine Harnröhrenentzündung (Urethritis) muß gedacht werden, wenn Brennen beim Wasserlassen auftritt und vor Beginn des Wasserlassens Sekret aus der Harnröhre ausge-

schieden wird. Außerdem weist die Harnröhrenöffnung eine entzündliche Rötung auf.

Was führt zu Harnwegsinfektionen?

Häufig verursachen Kolibakterien, die aus dem Darm in die Harnwege gelangen, eine Blasenentzündung. Denn bei der Frau liegt das Ende des Darmes viel näher an der Mündung der Harnröhre als beim Mann.

Die Keime können aber auch aus der Scheidenregion in die Harnröhre gelangen. Deshalb sind häufig ungenügende oder falsche Hygienemaßnahmen der Grund für eine Harnwegsinfektion.

> Wichtig für jede Frau: regelmäßige Körperhygiene, z. B. täglich Duschen unter Verwendung pH-neutraler Seifen.

Unterkühlungen verursachen ebenfalls Harnwegsinfektionen. Da wird der nasse Badeanzug nach dem Baden nicht gewechselt, das Badewasser ist zu kalt, oder man setzt sich auf kalte Steine. Eine Unterkühlung schwächt die Abwehrkräfte des Körpers, und die Bakterien haben leichtes Spiel. Aber auch Streß, Hektik, Alkohol und Nikotin beeinträchtigen die Leistungen unseres Immunsystems.

Beim Motorrad- und Radfahren sowie nach häufigem Geschlechtsverkehr (sogenannte Flitterwochen-Cystitis) kann es zu Verziehungen im Bereich des Beckenbodens und

> Das Toilettenpapier immer von vorn nach hinten führen, um die Übertragung von Darmbakterien zu vermeiden.
> Auch enge Jeans oder Slips fördern eine Harnwegsinfektion.

Blasenschließmuskels kommen. Als Folge können Keime leicht in die Harnröhre eindringen.

Wenn Nierensteine in die Blase gelangen, verletzen sie die Blasenschleimhaut, so daß sie weniger widerstandsfähig gegen Krankheitserreger wird.

Selbstbehandlung nur bei plötzlich auftretender Harnwegsinfektion!

Bei der Selbstmedikation von Harnwegsinfektionen müssen einige grundlegende Dinge beachtet werden:

- Es dürfen nur plötzlich auftretende Erkrankungen selbst behandelt werden, wenn die Symptome auf eine Blasenentzündung hindeuten. Dabei sollte die Selbsthilfe schon bei den ersten Anzeichen beginnen. Der Arzt muß aufgesucht werden, wenn eine Nierenbeteiligung (Schmerzen in der Nierengegend, Fieber) oder Blut im Urin (Tumorverdacht) vorliegen.
- Chronische oder rezidivierende Harnwegsinfektionen gehören in die Sprechstunde des Arztes.
- Tritt bei der Selbstbehandlung der plötzlich auftretenden Harnwegsinfektion (Blasenentzündung) nach zwei Tagen keine Besserung oder gar eine Verschlimmerung ein, ist unverzüglich der Arzt zu konsultieren.

Behandlungsmöglichkeiten

Phytotherapie

– Von großer Bedeutung bei Harnwegsinfektionen ist die Durchspülungstherapie. Man versteht darunter regelmäßiges Trinken großer Mengen, damit der Harnfluß ansteigt und die eingedrungenen Keime mit dem Harn ausgeschwemmt werden. Mit der Steigerung der Harnmenge kommt es auch zu einer Verdünnung des Harns und damit zu einer Verschlechterung der Lebensbedingungen der Krankheitserreger.
Einige Heilpflanzen bewirken zuverlässig eine Erhöhung der Harnproduktion und -ausscheidung. Eine bewährte Kombination besteht aus Birken-, Orthosiphonblättern und Goldrutenkraut *(Canephron novo Filmtabletten* und *Tropfen)*. Zu den harntreibenden Eigenschaften dieser Heilpflanzen kommt noch der krampflösende Effekt von Orthosiphon und Goldrute sowie die entzündungshemmende Wirkung der Goldrute – alles Qualitäten, die sich hier ideal ergänzen.
Gleichzeitig muß bei der Anwendung dieses Naturheilmittels viel getrunken werden (mindestens 2 bis 3 Liter pro Tag). Ungeeignet sind Kaffee, Colagetränke (Koffeingehalt), Bier, Wein (Alkoholgehalt) und Limonaden, Säfte (Kaloriengehalt). Deshalb sollten Mineralwasser und kalorienfreie Getränke verwendet werden.
– Seit langem werden in der Volksmedizin die Blätter der Bärentraube mit Erfolg bei plötzlich auftretenden Harnwegsinfektionen eingesetzt. Ihre keimtötenden Eigenschaften führen zur Reduzierung der Krankheitserreger in den harnableitenden Wegen und damit zur Abnahme der Beschwerden. Dabei wird diese Heilpflanze heute

nicht mehr als Tee, sondern als Auszug aus den Bären-
traubenblättern *(Uvalysat Bürger Tropfen)* eingenommen.
Dies ist wirksamer und bequemer.
– Um das Immunsystem beim Kampf gegen die Krankheitserreger zu stärken, sollte unterstützend Purpursonnen-
hutkraut *(Echiherb Tabletten* und *Tropfen)* zur Anwendung
kommen.

Enzymtherapie

Eine Kombination von pflanzlichen und tierischen Enzymen *(Wobenzym N Dragees)* greift hemmend in den Entzün-
dungsprozeß der Harnwege ein und wirkt auch schmerzlin-
dernd.

Kneipp-Therapie

Ruhe und Wärme sind bei einer Harnwegsinfektion als
unterstützende Maßnahme von großer Wichtigkeit. Dabei
fördert Wärme die Durchblutung, die dem Organismus
hilft, mit den Krankheitserregern besser fertig zu werden.
Hier hat sich die Wärmezufuhr als *warmes Vollbad* (35 bis
37 °C Wassertemperatur, Badezeit 15 bis 20 Minuten) mit
anschließender Bettruhe bewährt.

Blasenstörungen –
worüber man nicht spricht

Besonders Frauen haben Probleme, die in unserer Gesellschaft ein Tabuthema sind: Blasenstörungen! Am häufigsten ist die Reizblase, ein Zustand, bei dem oft Harndrang besteht, aber kaum Wasser gelassen wird. Dann folgt die Harninkontinenz. Hier kann das Wasser nicht gehalten werden und geht unkontrolliert ab, was sehr belastend ist.

Wie arbeitet unser Harnsystem?

In den Nieren wird der Harn »produziert«. Deshalb hat dieses Organ eine große Bedeutung für den Wasserhaushalt des Körpers und die Ausscheidung von Endprodukten unseres Stoffwechsels.

Aus den Nieren fließt der Harn durch die beiden Harnleiter in die Blase. Die Blase ist kugelförmig und innen hohl. Sie ist dehnbar, und ihre Wände haben Muskeln. In der Blase wird der Urin gesammelt, bis er durch die Harnröhre entleert wird. Die Harnröhre wird durch ein Verschlußsystem gesteuert, an dem auch die Muskeln des Beckenbodens beteiligt sind.

Füllt sich die Blase, so vergrößert sie sich. Dabei wird ihre Muskulatur gedehnt. Dieser Dehnungsreiz wird über ein Nervenzentrum im Rückenmark ans Gehirn geleitet und dort als »Harndrang« bewußt. Der Befehl zur willentlichen Blasenentleerung geht vom Gehirn aus den gleichen Weg

zurück. Zur Entleerung zieht sich die Blase zusammen,
gleichzeitig erschlafft der Verschluß, und der Urin fließt ab.

Wie kommt es zu Blasenentleerungsstörungen?

Vereinfacht gesagt, kommt es zu Störungen der Blasenfunk-
tion, wenn Blasenmuskulatur, Verschlußsystem der Harnröhre und koordinierendes Nervenzentrum nicht normal
zusammenarbeiten.
Dabei gibt es unterschiedliche Arten der Blasenschwäche,
vielfach auch Mischformen. Sie müssen in Abhängigkeit von
der zugrundeliegenden Störung behandelt werden. Deshalb ist es so wichtig, daß der Arzt die Diagnose stellt.

Die Reizblase

Bei der Reizblase sind die Beschwerden ähnlich wie bei der
Blasenentzündung (Cystitis). Im Gegensatz zur Blasenentzündung sind die Störungen am Tag und in der feuchtkal-
ten Jahreszeit schlimmer als bei Nacht im warmen Bett oder
in den warmen Sommermonaten.
Die Reizblase hat meist keine organischen Ursachen. Sie
gehört häufig in den Bereich der psychosomatischen Krankheiten, d. h., seelische Störungen und Konflikte führen zu
funktionellen Störungen der normalen Blasentätigkeit. Als
solche Störungen wurden Fehler in der Erziehung, Streß,
Erschöpfung und Probleme in der sexuellen Sphäre erkannt. Die psychisch bedingte Reizblase kommt besonders
bei Frauen im Alter von dreißig bis fünfzig Jahren vor.
Eine andere Form der Reizblase ist ihr Auftreten als Begleit-
symptom von Entzündungen, Tumoren, Erkrankungen des

Bauen Sie Streß und Hektik ab.

Meiden Sie Stoffe, die die Blase zusätzlich reizen: stark gewürzte Speisen, Alkohol, Koffein und Nikotin.

Viel Obst und Gemüse beeinflussen die Reizblase günstig.

Den Harndrang niemals unterdrücken und immer gleich zur Toilette gehen.

Ziehen Sie sich so an, daß Sie Füße, Beine und Unterleib immer warm halten. Besonders gefährlich ist das naßkalte Wetter.

Um übertragene Erreger wieder auszuscheiden, vor und nach dem Geschlechtsverkehr die Blase entleeren.

Intimhygiene ist wichtig, aber nicht übertreiben!

Versuchen Sie, an einer speziellen Beckenbodengymnastik teilzunehmen. Sie soll die Beckenmuskulatur stärken und eine Inkontinenz günstig beeinflussen.

Enddarmes und Östrogenmangel (Menstruationsstörungen, Wechseljahre). Hier steht natürlich die Behandlung der Grunderkrankung im Vordergrund.

Die unterschiedlichen Formen der Harninkontinenz

Als Harninkontinenz wird das Unvermögen bezeichnet, den Harn zu halten, so daß es immer wieder zu unkontrollierten Abgängen kommt. Folgende wichtige Formen sind zu unterscheiden:

– Die *Belastungs-* oder *Streßinkontinenz*: Mit mehr als 50 Prozent ist sie die Inkontinenzform, unter der Frauen am meisten leiden. Mit Belastung bzw. Streß ist hier ein Druckanstieg in der Bauchhöhle gemeint, der beim Husten, Niesen, Lachen oder dem Anheben von Lasten gemeint ist. Normalerweise widersteht der Verschluß der Harnröhre der Belastung einer solchen plötzlichen Druckerhöhung. Wenn aber der Verschluß der Harnröhre nicht richtig funktioniert und dem ermüdeten Beckenboden die unterstützende Kraft fehlt, kommt es zum unfreiwilligen Urinabgang. Das können ein paar Tropfen sein oder auch wesentlich mehr. Besonders mehrere Geburten, Übergewicht und eine allgemeine Muskeltonusschwäche nach den Wechseljahren sind bei vielen Frauen der Auslöser für eine Schwäche der Beckenbodenmuskulatur mit der Folge einer Belastungsinkontinenz.

– Die *Dranginkontinenz* betrifft 10 bis 15 Prozent aller Inkontinenzfälle. Hier besteht ein besonders starker Harndrang, der mit dem Willen nicht mehr zu beherrschen ist. Die Blase kann sich plötzlich entleeren, so daß erhebliche Mengen Urin abgehen. Die Dranginkontinenz wird durch einen gestörten Informationsaustausch zwischen Blase und Gehirn ausgelöst, d. h., der Harndrang kann durch den Willen nicht mehr kontrolliert werden. Als Ursachen kommen Infektionen, Verstopfungen durch Nierensteine oder Tumore, aber vor allem psychische Probleme und Überlastung in Frage.

Die sozialen Folgen der Blasenentleerungsstörungen

Meist sind es – aus anatomischen Gründen – Frauen, die Probleme mit dem Wasserlassen haben. In Deutschland schätzt man die Zahl der betroffenen Frauen auf 3,5 Millionen. Sie leiden nicht nur körperlich, sondern besonders auch psychisch unter ihrer Krankheit. Denn Harninkontinenz bedeutet Abhängigkeit und Belastung. Die Angst, jederzeit Urin zu verlieren, führt zu einem Gefühl der Hilflosigkeit und Einsamkeit. Denn über dieses Thema zu sprechen ist unschicklich und würde zur sozialen Isolierung der Inkontinenten führen.

Harninkontinenz löst aber auch Ehe- bzw. Partnerprobleme aus. Die Betroffene fürchtet, auf Ablehnung (Ekel) oder Mitleid bei Angehörigen und Bekannten zu stoßen, und zieht sich deshalb lieber zurück.

Hilfsmittel

Jede Apotheke führt spezielle Hilfsmittel für Harninkontinente. Dabei handelt es sich um hochsaugfähige Einmalslips und Einlagen mit Auslaufschutz. Diese Hilfsmittel, die unter der Kleidung nicht auffallen, können den abgehenden Urin eine ganze Weile speichern, ohne daß die Betroffenen naß werden.

Außerdem sind noch spezielle Urinauffang- bzw. -ableitungssysteme im Handel.

Diese Hilfsmittel sind heute für Harninkontinente unentbehrlich. Ermöglichen sie ihnen doch, sich ohne Angstgefühle frei bewegen zu können.

Behandlungsmöglichkeiten

Phytotherapie

Speziell für die Reizblase wurde eine Kombination von Gewürzsumach, Kava-Kava, Hopfen, Bärentraube und Kürbis *(Cysto Fink Kapseln)* entwickelt. Die mit diesen Naturheilmitteln erzielten guten Behandlungsergebnisse werden auf die blasenmuskulaturstärkende Wirkung des Kürbis, die entzündungswidrigen und desinfizierenden Eigenschaften von Gewürzsumach und Bärentraube und den beruhigenden, innerlich ausgleichenden und angstlösenden Effekt von Hopfen und Kava-Kava zurückgeführt. Dabei kommt es zu einer deutlichen Besserung der Inkontinenz, des Harndrangs und der Schmerzen beim Wasserlassen.

Homöopathie

– Bei Reizblase und Streßinkontinenz – besonders wenn beim Husten unwillkürlich Urin abgeht – sollte Ätzstoff *(Causticum Hahnemanni D6 Dilution)* zur Anwendung kommen. Vor allem wenn sich die Symptome morgens zwischen 3 und 5 Uhr verschlimmern und sich durch Bettwärme bessern.

– Der Tintenfisch *(Sepia D4 Dilution)* ist das Mittel der Wahl bei einer Streßinkontinenz, die von einem ziehenden Schweregefühl begleitet wird. Es fühlt sich an, als würden die Unterleibsorgane aus der Scheide herausrutschen. Das Wasserlassen geht anfangs recht langsam vor sich. Besserung bei Bewegung und an frischer Luft. *Sepia* ist besonders geeignet für Frauen in und nach den Wechseljahren.

– Wenn sich die Streßinkontinenz tagsüber verschlimmert
und ein Kitzeln in Harnröhre und Blase auftritt, sollten
Sie metallisches Eisen *(Ferrum metallicum D6 Tabletten)*
einnehmen. Besonders blasse Frauen sprechen auf dieses
Mittel gut an.

Vaginalmykosen –
eine Gefahr für jede Frau

Etwa 75 Prozent aller Frauen leiden einmal oder wiederholt in ihrem Leben an Pilzinfektionen im Intimbereich, auch wenn sie großen Wert auf Körperhygiene legen. Für manche Frauen werden diese Pilzerkrankungen sogar zu ständigen – ausgesprochen unerwünschten – Begleitern. Sie machen sich durch ein Brennen in der Scheide, verbunden mit Juckreiz, bemerkbar. Dazu kommt ein gelblichweißer dicklicher Ausfluß.

> Auf der Toilette immer von der Scheidenöffnung in Richtung After reinigen, um Pilze, die im Darm vorkommen, nicht in die Vagina zu befördern.

Experten sprechen von einer seuchenartigen Explosion der Pilzerkrankungen im Genitalbereich. Sie führen die Zunahme vor allem auf die sexuelle Freizügigkeit und die hormonelle Kontrazeption (Antibabypille) zurück.

Nicht jeder Pilz führt zur Infektion

Pilzinfektionen der Vagina werden zu 80 bis 90 Prozent durch den Hefe- oder Sproßpilz Candida albicans – auch Soorpilz genannt – hervorgerufen. Dieser Erreger stellt sich unter dem Mikroskop als ovale, knospenbildende Zellen mit den typischen Pilzfäden dar und kann so vom Arzt im

Abstrich aus der Scheide der erkrankten Frau eindeutig
identifiziert werden.

Bei den meisten Menschen lebt dieser Pilz in geringen
Mengen im feuchten Milieu von Hautfalten, in den Schleimhäuten von Mundhöhle, Darm und Vagina, ohne zunächst
irgendwelche Krankheitserscheinungen auszulösen. Wobei
das Eindringen des Candidapilzes in die Scheide durch
mangelnde oder falsche Hygiene und Sexualkontakte erleichtert wird.

Natürlicher Schutz durch Milchsäurebakterien

Von größter Bedeutung für die Verhütung, aber auch die
Therapie einer Vulvovaginal-Candidose (krankhafter Befall
der Vulva und Vagina mit Candidapilzen) ist die Frage: Wie
kommt es zu dieser Erkrankung?

Bei einer gesunden Frau ist die Scheide zu 90 Prozent
mit Milchsäurebakterien (Lactobazillen) besiedelt. Ihnen
kommt eine bedeutende Rolle bei der Infektabwehr in
diesem Bereich zu, da sie durch ihre Milchsäureproduktion
ein saures Milieu (pH-Wert 3,5 bis 4,5) in der Scheide
schaffen, das anderen Mikroorganismen (Pilzen, Bakte-

rien) eine massenhafte und damit krankmachende Vermehrung unmöglich macht.

Leider ist dieses vaginale Ökosystem recht störanfällig, und
es sind zahlreiche Faktoren bekannt, die das mikrobielle
Gleichgewicht ungünstig beeinflussen. Als Folge kommt es
zu einer Verminderung der natürlichen »Lactobazillen-
welt« in der Scheide und zu einer Überwucherung mit
anderen Mikroorganismen, z. B. Candida albicans, was zum
Krankheitsbild der Vulvovaginal-Candidose führt.

Welche Störfaktoren sind bekannt?

Bestimmte Arzneimittel stören das Ökosystem der Vagina
und begünstigen eine Candidainfektion. Hierzu gehören
Medikamente gegen Infektionskrankheiten (Antibiotika),
die auch die Lactobazillen schädigen, die Antibabypille
sowie Mittel zur lokalen Schwangerschaftsverhütung, z. B.
Vaginalzäpfchen.

> Süßigkeiten und Schokolade möglichst meiden. Statt dessen
> Salate und Gemüse bevorzugen.

Alle Faktoren, die die Abwehrkräfte der Frau (Immunsystem) schwächen, etwa Streß, mangelhafte Versorgung mit
Vitaminen und Mineralstoffen, unregelmäßige Lebensführung, Alkohol, Zigaretten und bestimmte Arzneimittel (Im-
munsuppressiva, Kortikoide), fördern ebenfalls die vaginale
Pilzerkrankung.

Keine falsche oder übertriebene Hygiene

Während der Menstruation, bei vermehrter Sekretion durch sexuelle Erregung und durch die Samenflüssigkeit des Mannes während des Geschlechtsverkehrs verschiebt sich das saure Milieu der Vagina hin zum alkalischen Bereich. Hier sollte es jede Frau mit der Hygiene ganz genau nehmen.

> Auf parfümierte Seifen und Badezusätze ganz verzichten, statt dessen milde, pH-neutrale Seifen und Syndets aus der Apotheke verwenden.

Falsch sind jedoch desodorierende Sprays oder Scheidenspülungen, die das normale Scheidenmilieu zerstören. Auch Schaumbäder und Seifen können hier zu Reizungen führen. Ärzte empfehlen für die tägliche Reinigung im Intimbereich lediglich warmes Wasser und hin und wieder einen schonenden speziellen Waschzusatz.

Pilze lieben Feuchtigkeit

Überall, wo es feucht zugeht, fühlen sich Pilze wohl, und hier sind auch die Orte, wo die Pilzinfektionen lauern: Saunen, öffentliche Bäder und Gemeinschaftsduschen. Besonders die feuchten Holzlatten, auf denen man hier steht oder sitzt, sind die idealen Infektionsorte, ebenso für eine Vaginalmykose.

Auch eine veränderte Durchblutung der Vaginalschleimhaut, hervorgerufen durch das zu lange Tragen eines nassen Badeanzugs, kann eine krankhafte Candidavermehrung fördern. Gute Entwicklungsmöglichkeiten für Pilze bieten außerdem enganliegende Kleidung, feuchtigkeitsabweisende Unterwäsche aus synthetischem Material, die wenig Durchlüftung zuläßt, sowie Slipeinlagen mit einem Wäscheschutz aus Plastikfolie.

Auch ältere Frauen sind gefährdet

Nach den Wechseljahren erkranken viele Frauen an einer Vaginalmykose. Die Ursachen liegen im Östrogenmangel, der zu einem geringeren Feuchtigkeitsgehalt und zu einer Verdünnung der Vaginalschleimhaut führt. Das saure Milieu der Vagina nimmt ab, und Pilze haben dann ein leichtes Spiel.

Häufig sind Frauen, die an der Zuckerkrankheit (Diabetes mellitus) leiden, von einer Vaginalmykose betroffen. Ursache hierfür ist der erhöhte Glukosespiegel im Blut.

Ganz wichtig: auch den Partner behandeln

Vaginalmykosen gehören nicht zu den klassischen Geschlechtskrankheiten. Sie sind aber durch den Geschlechtsverkehr übertragbar. Schätzungen ergaben, daß 15 Prozent der erkrankten Frauen von ihrem Partner angesteckt wurden.

Die Infektion mit dem Candidapilz verläuft beim Mann häufig symptomlos, was ein großes Risiko für die Frau darstellt. Treten beim Mann Beschwerden auf, dann meist als Entzündung von Eichel und Vorhaut. Deshalb ist dieser Bereich – auch im Interesse der Frau – mit Creme zu behandeln.

Auch wenn der Mann verständnislos nach dem Motto reagieren sollte: »Da müßte ich ja auch was merken«, muß die Frau auf die Mitbehandlung bestehen, wenn sie eine Wiederansteckung vermeiden will.

Während der Behandlung ist auf größte Sauberkeit zu achten, um eine Reinfektion zu vermeiden. Häufig erfolgt diese über Kleidungsstücke oder Handtücher, die nicht gekocht oder in die Reinigung gegeben wurden.

Pilze lieben Zucker

Zucker ist für Pilze lebensnotwendig. Deshalb ist es wichtig, während einer Pilzbehandlung den Zuckerverbrauch zu minimieren und auf Süßigkeiten ganz zu verzichten. Selbst bei einer Antibiotikatherapie muß man dies berücksichtigen, um einer Pilzinfektion vorzubeugen.

Behandlungsmöglichkeiten

Phytotherapie

– Der Knoblauch ist als Heilpflanze und Gewürz nicht nur gegen Bakterien und Viren wirksam, sondern auch gegen Pilze. Bei der Behandlung von Vaginalmykosen besitzt er eine große Bedeutung, da seine Wirkstoffe gut in Haut und Schleimhäute eindringen. In Krankenhäusern, die auf Naturheilverfahren spezialisiert sind, werden Pilzinfektionen im Urogenitalbereich erfolgreich durch die regelmäßige Verabreichung von *Knoblauch* behandelt. Essen Sie deshalb, wenn das Ihre Umgebung toleriert, jeden Tag 2 bis 3 Knoblauchzehen mittlerer Größe. Sie müssen sie nicht »pur« zu sich nehmen. Zerquetschen Sie

die Zehen mit der Knoblauchpresse, und rühren Sie sie mit Quark an, den Sie aufs Brot streichen können.
– Die *Zwiebel* wirkt ebenfalls gegen Pilze, nur nicht so stark wie der Knoblauch. Deshalb sind hier auch frisch zerkleinerte Zwiebeln zu empfehlen.
– Der Purpursonnenhut *(Echiherb Tabletten* und *Tropfen)* stärkt das Immunsystem und sollte deshalb unterstützend bei Vaginalmykosen angewendet werden.

Homöopathie

– Wenn übelriechender Ausfluß vorliegt, der zum Wundsein der Schamlippen und einem Brennen und Jucken der Scheide führt, sollten Sie Tintenfisch *(Sepia D12 Globuli)* anwenden. Er ist das richtige Mittel, wenn Sie außerdem Partnerprobleme haben oder eine Abneigung gegen den Geschlechtsverkehr. Außerdem ist eine tagelang auftretende Erschöpfung nach dem Geschlechtsverkehr kennzeichnend. Unter Streß verschlimmern sich die Symptome, und Sie sind streitsüchtig und reizbar.
– Buchenholzteerkreosot *(Kreosotum D6 Globuli)* gilt als das richtige Mittel bei mildem oder ätzendem Ausfluß mit üblem Geruch, einem wunden Gefühl in der Scheide und häufigen Geschwüren am Muttermund, die sich prämenstruell verschlimmern. Nach der Menstruation sind die Beschwerden am größten, beim Sexualverkehr haben Sie Schmerzen. Typisch sind allgemeine Erschöpfung und Müdigkeit, die sich besonders in »schweren Beinen« äußern.

Vitamine

Da die Giftstoffe (Toxine), die der Candidapilz produziert, im Körper die Bildung freier Radikale auslöst, ist die Einnahme von Vitaminen mit Radikalfängereigenschaften sinnvoll:

- Vitamin E *(Vitamin E 100 mg Jenapharm Kapseln)* neutralisiert wirksam die freien Radikale, unterbindet so ihre schädigende Wirkung und stimuliert das Immunsystem.
- Auch Vitamin C *(Cetebe Kapseln)* hat Radikalfängereigenschaften und führt zu einer Stärkung des Immunsystems.
- Betacarotin *(Beta-Carotin 15 mg Ratiomed Kapseln)* gilt ebenfalls als wichtiges Vitamin, das krankmachende freie Radikale unschädlich macht.

Spurenelemente

Zu den Stoffen, die im Körper freie Radikale abfangen, gehört auch das Selen *(CellLife Selenium Tabletten 50 und 100 Mikrogramm)*. Im Körper wird Selen in ein Enzym eingebaut, das wichtige »Entgiftungsfunktionen« im Organismus zu erfüllen hat.

Weitere Naturheilmittel

Bei Vulvovaginal-Candidose sollten Sie Biojoghurt (nicht pasteurisiert) essen, der unter Verwendung von Lactobazillen hergestellt ist. Wer täglich 250 g *Joghurt* ißt, unterstützt damit die Wiederherstellung eines gesunden Lactobazillus-Milieus im Körper.

> Eine lokale Behandlung am besten vor dem Schlafengehen durchführen. So kann sich der Wirkstoff in Ruhe verteilen.

Außerdem hat sich die lokale Joghurtanwendung bei Vaginalmykosen bewährt. Dazu wird abends ein mit Joghurt befeuchteter Tampon in die Scheide eingeführt und morgens entfernt. Das wird so oft wiederholt, bis die Beschwerden abgeklungen sind.

Natürlich gibt es auch Arzneimittel in Form von Vaginalkapseln *(Döderlein Med)*, die Milchsäurebakterien (Lactobazillen) enthalten. Ihre vaginale Anwendung führt zur Wiederherstellung des natürlichen Lactobazillen-Milieus in der Scheide und stoppt das krankhafte Wachstum der Candidapilze.

Verstopfung –
ein typisches Leiden unserer Zeit

Jeder Apotheker kann es bestätigen: Abführmittel gehören zusammen mit Schmerz- sowie Beruhigungs- und Schlafmitteln zu den am häufigsten in der Apotheke verkauften Medikamenten. Denn 20 bis 30 Prozent der Deutschen – und hier überwiegend Frauen – klagen über Verstopfung (Obstipation), die sich im Alter meist verschlimmert. Doch die regelmäßige Einnahme von Abführmitteln birgt viele Gesundheitsrisiken in sich und kann die Darmträgheit noch vergrößern.

Wann spricht man von Verstopfung?

Die weitverbreitete Meinung, daß täglich eine Stuhlentleerung notwendig ist, wird von den Ärzten nicht geteilt. Als Normalwerte in der Medizin gelten Darmentleerungen zwischen zweimal pro Tag bis dreimal pro Woche bei einem durchschnittlichen Stuhlgewicht von 100 bis 180 g pro Tag. Demzufolge greifen viele zu zeitig zum Abführmittel (Laxans).

Erst wenn der Stuhlgang zu selten, hart und trocken und vielleicht unter Schmerzen abgesetzt wird, spricht der Arzt von Stuhlverstopfung oder Obstipation.

Die weitverbreitete mißbräuchliche Anwendung von Abführmitteln ist ein Problem, das so alt wie die Menschheit selbst ist.

Hippokrates, der berühmte Arzt des alten Griechenland (460–377 v. Chr.), klagte schon damals: »Diejenigen, die sich einer ungetrübten Gesundheit erfreuen, zerstören diese schnell durch einen maßlosen Verbrauch an Abführmitteln. Abführmittel bekommen Gesunden nicht gut.« Diese Einschätzung hat nichts von ihrer Aktualität verloren.

Die Ursachen der Verstopfung

Eine Verstopfung kann viele Ursachen haben. In unserer Zeit führen besonders folgende Faktoren zur Obstipation:

- *Bewegungsmangel* ist das größte Problem unserer Zeit und auch die häufigste Ursache für Verstopfung. Denn Bewegung regt die Darmtätigkeit an und sorgt für regelmäßigen Stuhlgang. Auch Bettlägerigkeit ist meist mit einer Verstopfung verbunden.
- *Unterdrückung des Stuhldrangs:* Viele Menschen leben heute hektischer als früher. Zeitmangel und sich überhäufende Termine führen dazu, den natürlichen Drang, die Toilette aufzusuchen, zu übergehen. Dadurch bleibt der Stuhl länger im Darm, ihm wird noch mehr Wasser entzogen, wodurch er härter wird.
- *Ballaststoffarme Ernährung:* Durch diese weitverbreitete ungesunde Ernährung wird im Darm zuwenig Stuhlmasse gebildet, die für die Darmtätigkeit wichtig ist. Als Ergebnis tritt Verstopfung ein.

> Trinken Sie mindestens 2 Liter Kräutertee oder Mineralwasser pro Tag. Das ist für eine geregelte Verdauung von großer Bedeutung.

– *Medikamente* können ebenfalls eine Obstipation auslösen. Dafür bekannt sind Mittel zur Neutralisation überschüssiger Magensalzsäure (Antazida), Medikamente gegen Erkrankungen des Nervensystems (Mittel gegen Depressionen und Schlaflosigkeit), Arzneimittel gegen Herz- und Kreislauferkrankungen und Schmerzmittel.

Stellen Sie sich auf eine ballastreiche Ernährung um.
Essen Sie ausreichend Vollkornprodukte, Gemüse, Obst und Salat.

– *Eß-* und *Trinkgewohnheiten:* Hektische Lebensgewohnheiten wie der Verzicht auf das Frühstück, »Herunterschlingen« der Mahlzeiten und zuwenig Flüssigkeitszufuhr können zu Störungen der normalen Darmtätigkeit mit dem Ergebnis der Verstopfung führen. Aber auch veränderte Eßgewohnheiten, bedingt durch Reisen und Urlaub, können eine Obstipation verursachen.

Sorgen Sie für viel Bewegung: Spazieren, Sport, Gartenarbeit.

– *Organische Ursachen:* Bestimmte Erkrankungen wie die Zuckerkrankheit, Gallensteine und Darmtumore lösen Verstopfungen aus. Dennoch betragen die durch organische Krankheiten bedingten Verstopfungen nur 10 Prozent der gesamten Obstipationen.

Abführmittel in der Hand des Arztes

Im Gegensatz zum häufigen Gebrauch in der Selbstmedikation gibt es aus medizinischer Sicht nur relativ wenige Gründe für den Einsatz von Abführmitteln, so z. B. bei diversen Vergiftungen, Hämorrhoiden, Leistenbruch, bei andauernder Darmträgheit nach Unterleibsoperationen, zur Darmreinigung vor Röntgenuntersuchungen oder Darmoperationen und zur Einleitung von Fastenkuren.

> Eine Bauchdeckenmassage entlang des Dickdarms fördert die Verdauung.
>
> Unterdrücken Sie nicht den Stuhldrang. Gehen Sie gleich zur Toilette, und lassen Sie sich Zeit!

Was sind Abführmittel?

Abführmittel oder Laxantien sind pflanzliche, anorganische oder synthetische Arzneistoffe, welche die Darmentleerung fördern.
Die meisten Abführmittel wirken über eine Vermehrung der Füllmenge des Darms. Sie regen damit die Bewegungsabläufe des Darmes (Peristaltik) an, wirken erweichend auf den Darminhalt und machen ihn leichter transportabel.
Die meisten Abführmittel dürfen nur kurzzeitig (maximal 14 Tage) angewendet werden. Dann sind bei vorgeschriebener Einnahme Nebenwirkungen nicht zu befürchten.
Bei lang andauerndem Gebrauch muß von Mißbrauch gesprochen werden, da die regelmäßige Einnahme die natürliche Darmfunktion immer mehr schwächt, was sich in einer

Steigerung der benötigten Abführmittelmengen äußert. Irgendwann kommt dann der Zeitpunkt, wo es ohne Abführmittel überhaupt nicht mehr »geht«.

Während Schwangerschaft und Stillzeit dürfen Abführmittel nur nach Beratung durch Arzt oder Apotheker angewendet werden!

Buttermilch kann wegen ihres Säuregehaltes bei Obstipation helfen.

Vorsicht! Schwarzer Tee, Rotwein und Kakao stopfen.

Feigen und Backpflaumen fördern die Verdauung.

Äpfel mit ihren Pektinen regulieren die Verdauung.

Viele Verbraucher glauben, daß pflanzliche Abführmittel harmlos und deshalb für eine Daueranwendung geeignet sind. Das ist nur teilweise richtig, wobei ich auf die möglichen Gefahren bei den einzelnen Abführmitteln eingehen werde.

Zu beachten ist, daß die Wirkung anderer Arzneimittel durch Abführmittel beeinflußt wird. Deshalb sollte ein zeitlicher Abstand von mindestens zwei Stunden zwischen den Einnahmen liegen.

Abführmittel dürfen nicht eingesetzt werden bei Darmverschluß und entzündlichen Magen- und Darmerkrankungen.

Behandlungsmöglichkeiten

Phytotherapie

– Die am häufigsten benutzten Heilpflanzen, die in Abführmitteln enthalten sind, sind Aloe, Sennesblätter und
-früchte, Faulbaumrinde, Rhabarberwurzel und Kreuz-
dornbeeren. Dabei enthalten die in Apotheken vorräti-
gen Abführmittel eine oder mehrere dieser Heilpflanzen.
Leider werden gerade diese pflanzlichen Abführmittel
sehr oft mißbräuchlich angewendet, was zu Gesundheits-
schäden führen kann.
Die genannten Heilpflanzen binden nicht nur Wasser im
Darm, sondern sie ziehen noch zusätzlich Mineralstoffe
wie Kalium, Calcium und Natrium sowie Wasser aus dem
Körper in den Darm. Da Kalium für die normale Darmtätigkeit von großer Bedeutung ist, verursacht die längere
Anwendung dieser Mittel eine Kaliumverarmung des
Körpers mit dem Ergebnis, daß sich die Darmträgheit
verschlimmert und die Abführmitteldosis erhöht werden
muß. Ein teuflischer Kreislauf also, der durch diese Mittel
ausgelöst wird.
Außerdem reizen diese pflanzlichen Mittel die Darmwand. Der hervorgerufene Wassereinstrom ist zwar günstig für die Füllung des Dickdarms, die weiche Beschaffenheit des Stuhls und die Anregung der Darmtätigkeit. Aber die längere Anwendung dieser Mittel führt
zu einer Austrocknung des Körpers und einem Mangel
an wichtigen Mineralstoffen. Die Folgen sind schwer-
wiegend: Funktionsstörungen von Herz, Nerven und Nieren.
Da der Abführeffekt der Mittel acht bis zehn Stunden
nach der Einnahme eintritt, ist es sinnvoll, diese pflanzli-

chen Präparate vor dem Schlafengehen einzunehmen, um am nächsten Morgen den Darm entleeren zu können. Alle Abführmittel mit den obengenannten Heilpflanzen dürfen während Schwangerschaft und Stillzeit nicht angewendet werden!

– Rizinusöl ist ein bewährtes, sicher wirkendes Abführmittel, das wegen seines unangenehmen Geschmacks zur Zeit etwas »aus der Mode gekommen ist«. Es wird aus den Samen des Rizinusstrauches gewonnen und entfaltet seine abführenden Eigenschaften im Dünndarm. Hier fördert es den Einstrom von Wasser und Mineralstoffen in den Darm. Es kommt zu einer Volumenvergrößerung und weicheren Beschaffenheit des Stuhls und zur Anregung der Darmtätigkeit.

Normal dosiert (3 bis 5 g), ist die Abführwirkung von Rizinusöl, die nach etwa acht Stunden eintritt, zuverlässig und frei von Nebenwirkungen.

Den unangenehmen Geschmack braucht heute niemand mehr zu fürchten, denn Rizinusöl ist in geschmacksneutralen Kapseln (*Laxopol 0,5 g, Laxopol 1,0 g* und *Laxopol 2,0 g*) in der Apotheke erhältlich. Sie geben das Rizinusöl erst im Magen-Darm-Bereich frei, so daß eine Belästigung durch den Rizinusölgeschmack nicht auftritt.

Rizinusöl darf nicht während Schwangerschaft und Stillzeit angewendet werden.

– Quell- und Ballaststoffe sind nur in pflanzlicher Nahrung enthalten. Besonders reich an ihnen sind Weizen, Roggen, Hafer, Leinsamen, Bohnen, Erbsen und Linsen. Außerdem kommen sie in Kartoffeln, Obst und Gemüse vor.

Die gute therapeutische Wirkung dieser unverdaulichen Stoffe resultiert aus der Fähigkeit, Wasser im Darm zu binden. Diese Erhöhung der Füllmenge des Darms regt die Darmbewegungen an, was den Abführeffekt auslöst. Außerdem fördern die Quell- und Ballaststoffe die für die Verdauung notwendigen Bakterien im Darm.

Quell- und Ballaststoffe (besonders Leinsamen) können zusätzlich zur gewohnten Kosten eingenommen werden. Da sie vom Körper nicht verdaut werden, sind auch keine Nebenwirkungen zu befürchten.

Deshalb können Quell- und Ballaststoffe auch regelmäßig über einen längeren Zeitraum bei chronischer Verstopfung sowie während Schwangerschaft, Stillzeit und Menstruation eingesetzt werden.

Quell- und Ballaststoffe führen nicht wie andere Abführmittel zur Gewöhnung. Sie stellen einen Ausgleich für fehlende Ballaststoffe in unserer Nahrung dar.

Zu beachten ist, daß diese Naturstoffe mit viel Flüssigkeit (1,5 bis 2 Liter Mineralwasser, Kräutertee pro Tag) eingenommen werden müssen, die sie zum Aufquellen im Darm benötigen.

Quell- und Ballaststoffe sind nichts für »Eilige«, denn die Wirkung tritt erst nach etwa zwei Tagen ein. Dennoch führt die regelmäßige Anwendung zu einem sicheren, milden Abführeffekt.

Diabetiker sollten vor Gebrauch dieser Stoffe mit ihrem Arzt sprechen.

Unbedenklich über längere Zeit kann der Leinsamen *(Linusit Darmaktiv)* angewendet werden. Seine Schleimstoffe quellen nicht nur mit Wasser im Darm auf, sondern erhöhen auch die Gleitfähigkeit des Stuhls. In *Linusit Darmaktiv* ist ein spezieller Leinsamen enthalten, der sich durch ein besonders großes Quellvermögen auszeichnet.

Um zu erreichen, daß der Leinsamen nicht schon im Magen, sondern bevorzugt im Darm seine Wirkung entfaltet, wird er in *Linusit Darmaktiv* nach einem Spezialverfahren aufgebrochen. Dieses Verfahren garantiert außerdem, daß das kalorienreiche Leinsamenöl in den Samen verbleibt und nicht in den Körper aufgenommen wird. Denn normal geschroteter Leinsamen gilt als »Kalorienbombe«.

Homöopathie

– Wenn das Absetzen des Stuhls schwierig ist und kein Drang, die Toilette aufzusuchen, vorliegt sowie juckende Augen und trockene Haut typisch sind, sollten Sie Aluminiumoxid *(Aluminia D4 Tabletten)* einnehmen.

– Bei chronischer Verstopfung, die auch mit einer Hämorrhoidenbildung verbunden sein kann, ist Grießwurzel *(Collinsonia D2 Dilution)* das richtige Mittel.

– Die Brechnuß *(Nux vomica D4 Dilution)* sollte zur Anwendung kommen, wenn die Verstopfung mit krampfartigen Schmerzen, Frösteln und allgemeiner Reizbarkeit einhergeht.

– Ist der Stuhl hart und trocken, bildet er »große Bollen«, verbunden mit Blähungen, trockenem Mund und großem Durst, dann gilt die Zaunrübe *(Bryonia D4 Dilution)* als bewährtes Mittel.

Mineralstoffe

Zu den Salzen, die vom Körper schlecht aufgenommen werden und daher ihre Wirkung im Darm entfalten, gehört das *Glaubersalz (Natriumsulfat)*. Es bindet Wasser im Darm. Dadurch kommt es zu einer Erweichung des Stuhls, die Füllmenge des Darms wird vergrößert, was anregend auf die

Darmtätigkeit wirkt und somit den Abführeffekt herbeiführt.

Gegen die Einmalanwendung einer Glaubersalzlösung (10 g Glaubersalz in 250 ml Wasser) gibt es keine Bedenken. Die Wirkung tritt nach 2 bis 4 Stunden ein.

Bei Herzinsuffizienz und Bluthochdruck darf Glaubersalz nicht angewendet werden!

Glaubersalz ist auch für Schwangerschaft und Stillzeit geeignet.

Kneipp-Therapie

– Bei Darmträgheit empfiehlt Sebastian Kneipp den *Knieguß*.
– Bei wem der Knieguß keinen Effekt zeigt, der sollte ein *kaltes Halbbad*, das die Darmtätigkeit aktiviert, 2- bis 3mal pro Woche nehmen.

Weitere Naturheilmittel

– Der in der Milch vorkommende Milchzucker gilt als mildes Abführmittel für Erwachsene, Kinder und Säuglinge. Seine Wirkung tritt nach wenigen Tagen ein und führt bei kurmäßiger Anwendung zu täglichen Darmentleerungen.

Im Dickdarm wird der Milchzucker durch Darmbakterien abgebaut. Die dabei entstehenden organischen Säuren – besonders Milchsäure – binden Wasser im Darm. Der Stuhl wird voluminöser und weicher. Es kommt zu einer Anregung der Darmtätigkeit.

Außerdem wird der Darminhalt angesäuert, was das

Wachstum nützlicher Darmbakterien fördert. Deshalb dient Milchzucker auch der Wiederherstellung der natürlichen Darmflora, z. B. nach einer Antibiotika-Behandlung. Erwachsene nehmen täglich bis zu 4 Eßlöffel (40 g) Milchzucker *(Edelweiss-Milchzucker)* ein. Dabei wird der *Edelweiss-Milchzucker* anstelle von Zucker in Speisen und Getränke eingerührt. Seine Süßkraft ist jedoch geringer als die von Zucker.

– Ein bewährtes Mittel bei Obstipation ist das regelmäßige Trinken von einem Glas frischem Leitungswasser oder kaltem Mineralwasser morgens auf nüchternen Magen.

Gepflegte Haut –
die Visitenkarte jeder Frau

Auf dem Markt befindet sich eine unübersehbare Anzahl von Hautpflegemitteln. Ausländische Namen, ausgefallene Verpackungen und massive Werbung sollen zum Kauf animieren. Doch für die Qualität eines Hautpflegemittels sind nur die enthaltenen Wirkstoffe entscheidend.

Deshalb sollte sich jede Frau vor dem Kauf sehr eingehend über die Art und die Inhaltsstoffe eines Hautpflegemittels informieren, damit sie auch das für ihren Hautzustand richtige Mittel wählt. Hierbei will dieses Kapitel helfen!

Die Haut – der »Spiegel der Seele«

Unser Körper sendet laufend »Signale«, die seinen Zustand symbolisieren. Leider übersehen die meisten Menschen diese Mitteilungen – mit dem Ergebnis, daß sie irgendwann krank werden.

Der Zustand der Haut spiegelt bei vielen das seelisch-geistige Befinden wider. Wird die Haut auf einmal trocken, faltig und schuppig, dann ist dies ein sicheres Anzeichen für Befindlichkeitsstörungen oder den Beginn einer Krankheit.

Typisch für eine Schwäche unseres Immunsystems sind neben besonders pflegebedürftiger Haut Pilzerkrankungen der Haut und Schleimhäute und das Auftreten von Warzen und Lippenherpes.

Seelische Störungen und Streß verschlechtern eindeutig die Funktion der Haut. Dies wird bei der Hautkrankheit Neurodermitis deutlich. Hier führen seelische Belastungen und Streß zu einer merklichen Verschlimmerung der Beschwerden wie Juckreiz, Schuppung und Rötung der Haut. Bekannt – besonders bei Frauen – sind rote Hautflecken im Dekolleté und am Hals bei körperlicher Anstrengung oder plötzlicher Aufregung.

Noch weiß niemand genau, welche Stoffwechselvorgänge im Körper ablaufen, mit denen die Haut Seelisches in Form von Hautveränderungen und Krankheiten mitteilt. Trotzdem sollte man lernen, die »Sprache« seiner Haut zu verstehen und sich dementsprechend zu verhalten!

Die Haut – ein Organ mit vielen Funktionen

Die Haut grenzt unseren Körper gegen die Außenwelt ab und schützt ihn mit ihrer erstaunlichen Zerreißfestigkeit gegen mechanische Einflüsse.

Die Hautoberfläche bildet eine wichtige Barriere gegen Krankheitserreger. Dafür sorgen die Hornschicht der Oberhaut und der Säureschutzmantel auf der Haut, daß Eindringlinge die Haut nicht passieren können bzw. dort abgetötet werden.

Über die Produktion und Abgabe von Schweiß hält die Haut unsere Körpertemperatur von 37 °C konstant, egal, ob tropische Temperaturen oder Kältegrade vorherrschen.

Wärme, Kälte, Druck oder Schmerz: auf diese Außenreize reagiert unsere Haut, weil sie Sensoren (Rezeptoren) besitzt, die diese Reize aufnehmen und weiterleiten.

Weithin bekannt ist, daß in der Oberhaut aus Vorstufen das Vitamin D3 hergestellt wird. Seine Anwesenheit im Körper ist wichtig für den Einbau des knochenverfestigenden Calciums.

Und auch im Rahmen des Immunsystems erfüllt die Haut spezifische Aufgaben.

Der Aufbau der Haut

Unsere Haut gliedert sich in drei Schichten, von denen jede bestimmte Aufgaben erfüllt:

– Die *Oberhaut* ist die Kontaktstelle der Haut nach außen. Sie produziert ständig neue Zellen. Diese wandern nach außen, sterben ab und bilden die Hornschicht. Die Zellen lösen sich nach einiger Zeit in Form von kleinen Hautschuppen. Die Oberhaut erneuert sich alle vier Wochen.
– Die *Lederhaut* verdankt ihren Namen ihrer Festigkeit und Elastizität. Die Lederhaut wird von zahlreichen kleinen Blutgefäßen durchzogen, die sie mit Sauerstoff und Nährstoffen versorgen. Auch die Rezeptoren für Sinneswahrnehmungen sind hier lokalisiert.
– Die *Unterhaut* besteht vorwiegend aus Fettzellen, die als Polster wirken. Außerdem speichern die Fettzellen Nährstoffe und Flüssigkeit.

Hauttypen und ihre Pflege

In der Kosmetik unterscheidet man in der Regel vier Hautzustände, normale, fettige und trockene sowie die Mischhaut:

- *Normale* Haut kommt vor allem bei jungen Menschen vor und geht im Alter häufig in trockene Haut über. Normale Haut ist kleinporig, widerstandsfähig, gut durchblutet und leicht zu pflegen.

  Für die Reinigung normaler Haut sind rückfettende Cremeseifen *(frei öl-creme seife)* oder ein mildes Syndet *(frei öl-waschcreme)* angebracht. Immer mit reichlich warmem Wasser abspülen. Um normale Haut lange zu erhalten, sollten Überfettung und lange Sonnenbäder vermieden werden. Für die Pflege eignet sich als Tages- und Nachtcreme eine leichte Feuchtigkeitscreme.

- *Fettige* Haut tritt meist bei jüngeren Menschen auf, bei älteren ist sie sehr selten. Fettige Haut ist dick, großporig und mit Pickeln und Mitessern besetzt. Sie wirkt schlecht durchblutet und ist glänzend. Fettige Haut bleibt länger glatt. Die Fältchenbildung beginnt später als bei trockener Haut. Dieser Hauttyp ist relativ unempfindlich gegen Kälte, Nässe und Sonne.

  Fettige Haut morgens und abends mit Seife, Syndet oder Waschlotion reinigen. Für die Pflege reicht eine leichte, kaum fettende Feuchtigkeitscreme mit mattierender Wirkung für morgens und abends. Empfehlenswert ist ein wöchentliches Gesichtsdampfbad mit Kamille (hautreinigend, entfettend).

- *Trockene* Haut ist am häufigsten anzutreffen. Trockene Haut ist feinporig, rauh, dünn, mit kleinen Schuppen bedeckt und sehr empfindlich. Die Faltenbildung beginnt oft schon ab dem dreißigsten Lebensjahr. Richtig gepflegt, erscheint trockene Haut seidig matt und kleinporig.

  Bei diesem Hauttyp nur ein mildes Reinigungsmittel verwenden und danach mit lauwarmem Wasser abspülen. Alkoholhaltige Gesichtswässer sind hier wegen ihres entfettenden Effekts nicht angebracht. Trockene Haut benötigt Fett und feuchtigkeitsspeichernde Substanzen. Als Tagescreme eine leicht fetthaltige Feuchtigkeitscreme und als Nachtcreme eine fetthaltige Creme benutzen.

– Die *Mischhaut* besteht aus unterschiedlichen Hauttypen. Charakteristisch dafür ist unser Gesicht. So bestehen Stirn, Nase und Kinn meist aus fettiger Haut, während die Wangen eher trocken sind.

Hier richten sich Reinigung und Pflege nach den entsprechenden Hautzonen.

Wenn die Haut älter wird

Unsere Haut verändert sich im Laufe des Lebens. Mit der wachsenden Anzahl älterer Menschen ist auch das Problem der Hautalterung in den Vordergrund gerückt. Der Zustand der Haut gilt als typisches Altersmerkmal. Deshalb wollen verständlicherweise viele ihre Haut möglichst lange jung erhalten.

Die Wissenschaft hat festgestellt, daß die Hautalterung ein komplexer Prozeß ist, auf den viele Faktoren einwirken. Neben Ernährungs- und Lebensweise sowie Körperpflege sind noch andere Dinge von Bedeutung: Erbanlagen, die Anhäufung giftiger Substanzen in den Zellen, das Vorhandensein und die Wirkung freier Radikale in der Haut, Umweltprobleme, Sonnenbestrahlung, Medikamente, Genußmittel (Alkohol, Nikotin) und Witterungseinflüsse.

Wie äußert sich die Hautalterung? Beim Alterungsprozeß verliert die Haut immer mehr an Geschmeidigkeit und Elastizität. Sie wird nach und nach schlaffer, und es bilden sich Falten. Durch den Feuchtigkeitsverlust kommt es zur Austrocknung der Haut, verbunden mit einer leichten

Schuppenbildung. Die Haut ist feiner, hat aber ihre Frische verloren. Auch der Säureschutzmantel der Haut nimmt ab. Im weiteren Stadium kommt es zu Schädigungen in Ober-, Leder- und Unterhaut. Die Oberhaut wird dünner und rauher, das Relief der Hornschicht wird tiefer, was sich in den ersten Fältchen äußert. Außerdem kommt es zu Pigmentierungsstörungen und der Feuchtigkeitsgehalt der Lederhaut nimmt stark ab.

Der Hautalterung entgegenwirken

Natürlich ist es nicht möglich, gegen den in den Erbanlagen fixierten Prozeß der Hautalterung anzugehen. Deshalb beschränken sich die Möglichkeiten auf beeinflußbare äußere Faktoren, die hier nur kurz angedeutet werden können:

- Schutz vor *Witterungsfaktoren*: Die Haut ist vor Wind, Kälte, Hitze und Trockenheit zu schützen.
- Schutz vor *übermäßiger Sonnenstrahlung*: Mit der Verringerung der Ozonschicht wird die Sonnenstrahlung immer intensiver und damit für unsere Haut gefährlicher. Diese Tatsache ignorieren viele »Sonnenanbeter«, was die Zunahme von Hautkrebs beweist. Deshalb sich der Sonne nur in Maßen aussetzen und ein Sonnenschutzmittel mit dem richtigen Lichtschutzfaktor benutzen.
- Schutz vor dem *Austrocknen der Haut*: Anwendung von Hautpflegemitteln mit feuchtigkeitsspendenden bzw. -haltenden Substanzen.
- Verwendung von Substanzen mit *Einfluß auf die Hautzellen*: z. B. antioxidative Vitamine, die freie Radikale unschädlich machen.
- *Erhaltung der Spannkraft* der Haut: Verwendung von Sub-

stanzen, die die verlorengegangene Spannkraft der Haut ersetzen.

– Tragen von *hautfreundlichen Textilien*: Textilien aus Naturfasern tragen und darauf achten, daß die Kleidung nicht mit hautreizenden Chemikalien behandelt wurde.

Wertvolle Pflegestoffe für die Haut

Tatsache ist, daß unsere Haut noch nie so vielen Belastungen ausgesetzt war wie in unserer Zeit. Dies wird auch durch die rasante Zunahme von Hauterkrankungen deutlich.
Deshalb sollte jede Frau aus dem großen Angebot gezielt ihr Hautpflegemittel auswählen, das am besten ihrem Hautzustand entspricht und ihre Haut optimal regeneriert. Da die Wirkung der einzelnen Hautpflegemittel von den jeweiligen Inhaltsstoffen abhängt, sollte vor dem Kauf aufmerksam die Zusammensetzung gelesen werden.
Hier die spezifischen Eigenschaften wertvoller Inhaltsstoffe von Hautpflegemitteln:

– Vitamin A: Dieses Vitamin ist besonders für die alternde Haut wichtig, da es durch Zellerneuerung, Anregung der Enzymaktivität, Steigerung der Elastizität und Regulierung der Verhornung dem Prozeß der Hautalterung und Faltenbildung entgegenwirkt.
– Vitamin E: Als »Radikalfänger« schützt es die Zellen der Haut vor Schäden und lichtbedingter Alterung. Es steigert die Fähigkeit der Hornschicht, Wasser zu binden; d. h., die Haut wird durch Vitamin E spürbar glatter und weicher.
– Vitamin Pantothensäure: Es ist von großer Bedeutung für den Hautstoffwechsel. Da es gut Feuchtigkeit bindet und

die Hautneubildung anregt, sollte es bei rissiger, spröder und gereizter Haut benutzt werden. Pantothensäure bewährt sich besonders in der Pflege von wunder Haut (Babypflege), bei Sonnenbrand und bei Hautverletzungen. Pantothensäure wird als Provitamin Panthenol in Hautpflegemitteln eingesetzt, da es als Provitamin besser von der Haut aufgenommen wird. Im Körper entsteht dann aus dem Provitamin die Pantothensäure.

– Jojobaöl: Das pflanzliche Jojobaöl überzieht die Haut mit einem pflegenden Schutzfilm und verhindert so einen erhöhten Wasserverlust der Haut. Gleichzeitig dringt Jojobaöl in die Haut ein und hält sie geschmeidig.

– Aloe vera: Extrakte aus den Blättern der Aloepflanze binden Feuchtigkeit in der Haut und wirken entzündungshemmend.

– Gamma-Linolensäure: Dies ist eine für die Haut sehr wichtige ungesättigte Fettsäure, die reichlich im Öl der Samen von Nachtkerze und Borretsch enthalten ist. Gamma-Linolensäure hat als Bestandteil der Wände (Membranen) der Hautzellen lebensnotwendige Funktionen zu erfüllen. Ein Mangel an dieser ungesättigten Fettsäure führt zu trockener, schuppiger Haut und sogar zur Neurodermitis.

– Allantoin: Dieser pflanzliche Wirkstoff ist in den Wurzeln des Beinwells und in der Rinde der Roßkastanie enthalten. Allantoin fördert die Hautneubildung und ist bei wunder, entzündeter Haut angebracht.

– Kamilleninhaltsstoffe: Sie wirken entzündungswidrig, wundheilungsfördernd, desodorierend und antibakteriell. Deshalb sind sie für entzündete, infizierte und verletzte Hautbereiche geeignet.

Behandlungsmöglichkeiten

Aromatherapie

Eine große Tradition besitzt die Hautpflege mit ätherischen Ölen. Seit der Antike lieben Frauen das Baden mit wertvollen ätherischen Ölen. Sie pflegen die weibliche Haut, regen die Hautdurchblutung und den -stoffwechsel an, entfernen Mikroorganismen von der Haut, beseitigen Körpergeruch und machen die Haut weich und glatt. Deshalb sind Bäder mit ausgesuchten ätherischen Ölen *(Frühmesner Badeöl)* – besonders bei trockener Haut – auch heute noch zu empfehlen.

Vitamine

»Frei-öl«-Präparate beinhalten schonende Reinigungsprodukte für die Haut sowie Pflegeprodukte unterschiedlicher Emulsionstypen und Fettgehalte, welche den speziellen Pflegeanforderungen jedes Hauttyps gerecht werden. Hier die einzelnen Produkte:

– *Frei öl:* Seine Inhaltsstoffe wirken der Faltenbildung entgegen, verbessern die Durchblutung der Haut und schützen vor übermäßigem Feuchtigkeitsverlust. Regelmäßige Massagen mit *frei öl* haben sich zur Behandlung von Schwangerschaftsstreifen und Narben bewährt.
– *Frei öl intensiv creme:* Aufgrund ihres Emulsionscharakters, der fett- und feuchtigkeitsspendenden Wirkstoffe und des hohen Anteils an Gamma-Linolensäure und der Vitamine A und E ist diese Creme besonders für die Pflege der Haut über Nacht, aber auch als wertvolle Tagescreme

geeignet. Es kommt zu einer guten Durchfettung der Haut, zu einer »Verjüngung« der Hautzellen, was die Haut glatter und weicher macht. *Frei öl intensiv creme* ist besonders für trockene, zur Schuppung neigende Haut geeignet.

– *Frei öl soft creme fluid:* eine Öl-in-Wasser-Emulsion, die die Haut kühlt und bei leichten Hautreizungen, z. B. nach Sonnenbädern, angebracht ist. Durch sein ausgewogenes Fett-Feuchtigkeits-Verhältnis kann dieses *creme fluid* zur Pflege normaler, jugendlicher und empfindlicher Haut angewendet werden. Es hat sich aber auch bei extremen Hauttypen wie trockener oder fetter Haut bewährt.

– *Frei öl feuchtigkeits creme:* Aufgrund ihrer Zusammensetzung erhält diese Creme die natürliche Feuchtigkeit der Haut und schützt sie »rund um die Uhr« vor Witterungseinflüssen, Autoabgasen und UV-Strahlen. Vitamin E neutralisiert hautschädliche Radikale, und das Provitamin Panthenol aktiviert die Bildung neuer Hautzellen. Deshalb ist *frei öl feuchtigkeits creme* eine bewährte Tagescreme für normale und trockene Haut.

Spurenelemente

Eine nachlassende Hautqualität, wunde und gereizte Haut, kleine Hautverletzungen, unreine Haut (Mitesser, Akne) und Hauteinrisse in den Mundwinkeln sind häufig Anzeichen für einen Zinkmangel im Körper. Hier ist die Einnahme eines Zinkpräparates *(Unizink 50 Filmtabletten)* sinnvoll.

Schwitzen und Körpergeruch –
ein »anrüchiges« Thema

Obwohl der Schweiß in vielen Sprichwörtern als Ausdruck fleißiger Arbeit gewürdigt wird, sind die an übermäßiger Schweißabsonderung Leidenden oft recht unglücklich. Denn feuchte Hände, nasse Achseln, durchgeschwitzte Kragen und Körpergeruch belasten und erschweren den Kontakt zu Mitmenschen.

Jeder vierte Deutsche, so die Statistik, ist von zu starker Schweißbildung (Hyperhidrosis) betroffen.

Schwitzen – eine normale und wichtige Körperfunktion

Die Regulierung der Schweißbildung im Körper erfolgt durch die Temperatur des Blutes und durch das vegetative Nervensystem. Somit sind die in der Haut gelegenen Schweißdrüsen nicht nur ein Ausscheidungsorgan, sondern sie dienen vor allem der Wärmeregulation, d. h. der Aufrechterhaltung einer konstanten Körpertemperatur von 37 °C.

Der Körper schützt sich durch verstärktes Schwitzen gegen Überhitzung. Bei erhöhten Temperaturen geben die Schweißdrüsen verstärkt Feuchtigkeit ab, die auf der Haut verdunstet.

Das Verdunsten ist ein Vorgang, der Wärme benötigt. Diese Wärme wird der Haut entzogen, die sich infolgedessen abkühlt und auch das Blut kühlt, das in kleinsten Äderchen unter der Hautoberfläche fließt.

Dieser Effekt wird bei Fieber besonders deutlich. Durch starke Schweißausbrüche – also hohe Feuchtigkeitsabgabe – versucht der Organismus die gestiegene Körpertemperatur zu senken.

Etwa zwei bis drei Millionen kleine Schweißdrüsen verteilen sich unregelmäßig, aber zweckdienlich über den ganzen Körper. Besonders konzentriert kommen sie auf der Stirn, den Handinnenflächen und auf den Fußsohlen vor. An Armen und Beinen sind sie nur wenig ausgebildet. Unser Schweiß besteht hauptsächlich aus Wasser, anorganischen (Kochsalz) und organischen Stoffen (Milchsäure). Ein gesunder Erwachsener produziert täglich ein bis zwei Liter Schweiß.

Starkes Schwitzen – ein Warnsignal des Körpers

Übermäßiges Schwitzen tritt auch als Symptom bestimmter Krankheiten auf. Wenn man längere Zeit ohne erklärlichen Grund heftig schwitzt, sollte deshalb ein Arztbesuch klären, ob man nicht an Zuckerkrankheit (Diabetes mellitus), Tuberkulose, an einer Schilddrüsen- oder Nierenerkrankung leidet. Aber auch psychische Belastungen wie Prüfungsdruck, Streß und Angst lösen als erste Anzeichen des verstärkten Schwitzens feuchte Hände aus.

Die Wechseljahre der Frau werden ebenfalls von erhöhter Schweißabsonderung begleitet.

Bei nervösem Schwitzen helfen der Abbau von Streßsituationen, Sport und autogenes Training.

Wenn Sie unter Körperschweiß leiden, tragen Sie nur Unterwäsche aus reiner Baumwolle.

Bei Fußschweiß keine Nylonsocken tragen. Lieber offene statt geschlossene Schuhe benutzen.

Starkes Schwitzen ist außerdem für übergewichtige Menschen typisch, denn die Fettschicht erschwert die Wärmeregulation. Um die Körpertemperatur eines dicken Menschen konstant zu halten, müssen die Schweißdrüsen mehr Flüssigkeit ausscheiden, um den gewünschten Kühleffekt zu erzielen.

Wie entsteht Körpergeruch?

Frischer Schweiß ist geruchlos. Zur Geruchsentwicklung kommt es erst, wenn die auf der Haut befindlichen Bakterien bzw. ihre Enzyme den Körperschweiß zersetzen und daraus übelriechende Fettsäuren und Eiweißabbauprodukte entstehen. Dabei verschiebt sich der saure pH-Wert der Haut ins Alkalische, was wiederum die Bakterienvermehrung auf der Haut fördert.
Ein Teufelskreis also, der nur durch eine gründliche tägliche Hygiene zu durchbrechen ist – regelmäßiges und sorgfältiges Waschen und Abtrocknen ist die wichtigste Maßnahme gegen Körpergeruch.

Die Wirkung von Deos und Antitranspirantien

»Desodorieren« bedeutet wörtlich »Geruch entfernen«. Nach dem Waschen aufgetragen, kann ein wirksames Deo für Stunden vor Schweißgeruch schützen.

Ein Deo vermindert zwar nicht die Schweißbildung, es hemmt aber die Vermehrung der schweißzersetzenden Bakterien und blockiert bzw. schwächt so die Geruchsbildung. Weitere Deoinhaltsstoffe sind die sogenannten Enzymblocker. Sie greifen nicht die auf der Haut befindlichen Bakterien an, sondern hemmen nur die schweißzersetzende Wirkung ihrer Enzyme.

Während Deos den lästigen Körpergeruch verhindern oder überdecken, reduzieren die sogenannten Antitranspirantien die übermäßige Schweißbildung. Deshalb kommen sie nur für Menschen in Frage, die unter sehr starkem Schwitzen leiden – nachdem abgeklärt ist, daß keine der obengenannten schwereren Erkrankungen vorliegt.

Als Wirkstoffe von Antitranspirantien werden heute vor allem saure Aluminiumsalze und Gerbstoffe verwendet. Durch ihre Anwendung auf der Haut verengen sie die Ausgänge der Schweißdrüsen und lassen weniger Schweiß auf die Haut austreten. Meistens wirken sie noch zusätzlich desodorierend.

Die Wirkung der Antitranspirantien hält aber nur ein bis zwei Tage an. Denn durch die normale Hautneubildung wird der durch das Antitranspirans gebildete Propfen, der die Schweißdrüse verstopft, nach dieser Zeit abgestoßen.

Behandlungsmöglichkeiten

Phytotherapie

Eine schwere Hyperhidrose sollte immer vom Hausarzt behandelt werden, wobei es verschiedene Möglichkeiten gibt. Zur Selbstbehandlung von leichteren Fällen eignen sich folgende Maßnahmen:

– Gegen Fußschweiß haben sich Bäder mit der gerbstofffreichen *Eichenrinde* bewährt. Auch wenn es in manchen Heilpflanzenbüchern anders steht, darf Eichenrindentee (Abkochung) wegen seines hohen Gerbstoffgehaltes nur äußerlich zur Anwendung kommen.
Teezubereitung: Abkochung (100 g Eichenrinde mit ca. 3 Liter Wasser übergießen und 15 Minuten kochen.) Dosierung: abends ein Fußbad.
– Seit Jahrhunderten gilt der Salbei als bewährtes Mittel gegen Körperschweiß. Salbei hemmt die Schweißproduktion über eine Beeinflussung des Wärmeregulationszentrums im Zwischenhirn. Bequemer in der Anwendung und wirksamer als der Salbeitee ist die Einnahme eines Salbeipräparates (*Salvysat Bürger Dragees* und *Tropfen*). Es enthält einen Auszug (Extrakt) aus Salbeiblättern und kann – da es keine Nebenwirkungen besitzt – auch unbedenklich über längere Zeit bis zur Besserung der Beschwerden eingenommen werden.

Homöopathie

– Sie haben Übergewicht und leiden an kalten, schweißigen Füßen. Der Schweiß riecht säuerlich. Hinzu kommt

Kopfschweiß, besonders nachts. Dann wählen Sie Austernschalenkalk *(Calcium carbonicum Hahnemanni D6 Tabletten)*.

- Wenn Sie schlank sind, oft frösteln und an Kopf und Füßen besonders schwitzen, wobei der Schweiß kalt, sauer und übelriechend ist, gilt Kieselsäure *(Silicea D6 Tabletten)* als das richtige Mittel.
- Tritt übermäßiges Schwitzen in den Wechseljahren auf, benutzen Sie Tintenfisch *(Sepia D6 Tabletten)*.

Aromatherapie

Gern benutzt werden Deos mit natürlichen Wirkstoffen. Überall bequem anzuwenden und auch für empfindliche Haut geeignet sind Deo-Gele *(CD Deo Gel)*. *CD Deo Gel* enthält Farnesol, einen Bestandteil des Lindenblütenöls, und einen Auszug (Extrakt) aus dem Virginischen Zaubernußstrauch (Hamamelis). Diese natürliche Kombination in *CD Deo Gel* wirkt keimhemmend und vermindert auf diese Weise die Entstehung von Körpergeruch. Die angenehme Duftnote von *CD Deo Gel* überdeckt nicht nur den Schweißgeruch, sondern gibt auch ein Gefühl des Frische und des Gepflegtseins.

Mineralstoffe

Bei den Antitranspirantien erfreuen sich Mineral-Deos *(Frühmesner Mineral-Deo)* steigender Beliebtheit. Es besteht aus einem Kristall aus Aluminium-Ammoniumsulfat und wirkt zuverlässig 24 Stunden gegen Schweißgeruch. Gegen eine Langzeitanwendung dieses Mineral-Deos gibt es keine

Bedenken, da es sehr gut hautverträglich ist. Die Anwendung ist einfach: *Frühmesner Mineral-Deo* wird mit Wasser angefeuchtet, und dann bestreicht man die schweißbildenden Körperstellen damit. Nach Gebrauch muß man das Mineral-Deo abtrocknen.

Cellulite –
unerwünschte Unebenheiten der Haut

In unserer Gesellschaft hat sich ein neues Körperbewußtsein entwickelt, zu dem vor allem auch eine schöne Haut gehört. Leider wird dies durch eine Hautveränderung – die Cellulite – beeinträchtigt. Cellulite (alter Name: Cellulitis) ist aber keine Hautkrankheit, sondern ein kosmetisches Problem. Trotzdem wollen viele Frauen die Cellulite behandeln. Doch nur mit Geduld und Ausdauer ist hier ein Therapieerfolg möglich.

Was ist Cellulite?

Bei fast 80 Prozent aller Frauen über zwanzig Jahren bildet die Haut an Po, Bauch und Oberschenkeln als unschön empfundene Dellen und Wellen, die als Cellulite bezeichnet werden. Dabei erinnern diese Hautunebenheiten an die häufig gewellte Schale einer Orange. Deshalb wird die Cellulite auch als Orangenhaut bezeichnet.

Ob Sie an einer Cellulite leiden, können Sie ganz einfach selbst feststellen: Schieben Sie die Haut an Oberschenkel, Hüfte, Bauch und Po sanft zwischen Daumen und Zeigefinger zusammen. Bei einer Orangenhaut können Sie die Unebenheiten der Haut deutlich sehen. Im fortgeschrittenen Stadium ist die Cellulite durch die grobe Hautstruktur und die leichten Dellen auch schon so erkennbar. Bei der schweren Cellulite bildet die Haut tiefe Furchen und Löcher. Die Haut macht einen aufgequollenen Eindruck und schmerzt beim Zusammenkneifen.

Daß die Cellulite praktisch nur bei Frauen auftritt, erhärtet den Verdacht, daß die weiblichen Sexualhormone – die

---

Die weiblichen Sexualhormone bewirken auf natürliche Weise eine Lockerung des weiblichen Bindegewebes.

Übergewicht gilt als Risikofaktor für die Ausbildung der Cellulite.

Rauchen belastet die Haut und begünstigt die Cellulite.

Ballaststoffreiche Nahrung und ein regelmäßiger Stuhlgang wirken der Cellulite entgegen.

Östrogene und Gestagene – an ihrer Entstehung wesentlich beteiligt sind. Meist verschlimmert sich die Cellulite oder zeigt sich erst in den Zeiten, wo bei der Frau hormonelle Verschiebungen auftreten: in der Pubertät und während Schwangerschaft und Klimakterium.

Welche Hautveränderungen treten auf?

Die Cellulite entsteht durch eine Schwäche des Bindegewebes. Da das Bindegewebe der Frau, das alle Organe des Körpers (Eingeweide, Muskeln, Blutgefäße usw.) umhüllt und verbindet, zarter ausgebildet ist als beim Mann, können sich vermehrt Fettzellen im Unterhautgewebe bilden. Oder vorhandene Fettzellen vergrößern sich durch die verstärkte Einlagerung von Fett und Wasser.

Als Folge umschließen die Fasern des Bindegewebes die Fettzellen nur noch unvollständig, so daß die Fettzellen als Wellen und Dellen im Oberhautgewebe sichtbar werden.

Die aufgeblähten Fettzellen verhindern die Hautdurchblutung. Es kommt zu Stauungen in den kleinen Blutgefäßen der Haut, den Kapillaren. Und auch die kleinen Lymphgefäße, in denen Endprodukte des Zellstoffwechsels abtransportiert werden, funktionieren schlechter. Die durch Cellulite verursachten Durchblutungsstörungen der Haut äußern sich in einem Absinken der Hauttemperatur und damit z. B. in kalten Oberschenkeln.

Behandlungsmöglichkeiten

Vitamine

Bei der Behandlung der Cellulite hat sich ein Hautfunktionsöl *(frei öl)* zur Massage bewährt. Es besteht aus einer Kombination der hautwirksamen Vitamine E und A mit Jojobaöl und Auszügen der Aloe-vera-Pflanze. Eine längere, regelmäßige Anwendung von *frei öl* regt die Hautdurchblutung an, fördert den Abtransport von Stoffwechselendprodukten und führt zum Abbau von Fettzellen.

Der Behandlungserfolg mit *frei öl* wird durch die Verwendung eines speziell entwickelten Massagegerätes *(frei öl-cellulady)* erheblich verbessert. Die Saugkraft des Massagegerätes verbessert die Entstauung und Entschlackung des abgeschlafften und eingeschnürten Bindegewebes. Gleichzeitig massiert es das *frei öl* tiefenwirksam in die Haut ein. Als Ergebnis einer konsequenten Anwendung wird die Haut glatter, zarter und schöner.

Lippenherpes –
nicht nur ein kosmetisches Problem

Schreck-, Ekel- und Fieberbläschen – im Volksmund haben die im Gesichtsbereich, meist auf den Lippen, an den Augen und auf der Mundschleimhaut sich bildenden kleinen Bläschen viele Namen. Meist gelten sie als unangenehmes kosmetisches Problem. Doch es steckt mehr dahinter – eine Virusinfektion.

Wie kommt es zum Lippenherpes?

Lippenherpes (lateinisch Herpes labialis) ist eine Virusinfektion, die durch Herpes-simplex-Viren Typ I ausgelöst wird. Viele sind beunruhigt, wenn sie über die Ursachen der kleinen, lästigen Lippengebilde aufgeklärt werden, und denken gleich an gefürchtete Viruserkrankungen wie Gürtelrose, Virushepatitis und Aids. Diese Sorgen sind grundlos, und doch sollte man über die Bläschenkrankheit Bescheid wissen, da fast jeder diese Herpesviren im Körper hat.

Die Erstinfektion mit diesen Viren findet meist schon im frühen Kindesalter statt, z. B. durch einen Kuß zwischen Kind und infiziertem Elternteil. Dabei bleibt dieser erste Viruskontakt häufig unerkannt, da die Infektion ohne Symptome verläuft.

Die beim Küssen übertragenen Herpesviren dringen durch kleinste Haut- und Schleimhautverletzungen, die äußerlich gar nicht sichtbar sein müssen, in die Körperzellen des betroffenen Bereiches ein. Dort können sie sich ungestört vermehren.

Die Wirtszelle produziert dabei Tausende neuer Viren, die in die Umgebung entlassen werden, wenn die Wirtszelle abstirbt. Die Tochterviren infizieren nun neue, noch gesunde Zellen.

Erst durch die Tätigkeit unseres Immunsystems wird die weitere Ausbreitung der Virusinfektion verhindert. Doch ein Teil der Herpesviren kann unser körpereigenes Abwehrsystem regelrecht überlisten. Sie dringen in die Nervenzellen ein und können dort – vom Immunsystem nicht erkannt – über lange Zeit unangreifbar leben.

Weshalb bricht der Lippenherpes immer wieder aus?

Bei vielen infizierten Personen werden die in den Nervenzellen »schlafenden« Viren regelmäßig durch bestimmte Reize aktiviert. Sie wandern dann den Weg aus den Nervenzellen zurück, um meist auf der gleichen Hautpartie, wo die Erstinfektion stattfand, Bläschen zu bilden, in denen sie sich vermehren.

Folgende Reize können zum Ausbruch der Bläschenkrankheit führen:

- die monatliche Regelblutung und Schwangerschaft,
- intensives Sonnenlicht (Sonnenbäder, Gletschertouren, Skilaufen),
- fiebrige Erkrankungen (Erkältungen, bakterielle Infektionen),
- körperlicher und psychischer Streß,
- Schwächung des Immunsystems.

Die Beschwerden des Lippenherpes

Jeder Herpespatient kennt sie: Bevor die ersten Hautveränderungen sichtbar werden, beginnt es mit einem Kribbeln oder Jucken auf den Lippen. Danach treten Rötungen und Schwellungen auf, aus denen sich kleine, dicht nebeneinanderliegende Bläschen, vor allem an den Lippenrändern, bilden.

Diese Bläschen können recht schmerzhaft sein und unangenehme Spannungsgefühle auf den Lippen hervorrufen.

In der Bläschenflüssigkeit haben sich Tausende neue Viren gebildet. Werden die Bläschen aufgekratzt, so besteht die Gefahr, die Erkrankung auf andere Körperbereiche zu übertragen. Die Bläschen bleiben unbehandelt mehrere Tage auf den Lippen bestehen und trocknen dann unter Bildung einer dünnen, gelblichen Kruste ein.

Die Abheilungsphase beginnt sieben bis zehn Tage nach Krankheitsbeginn und ist nach etwa zwei Wochen abgeschlossen.

Für alle an Lippenherpes Leidenden sei zum Trost gesagt, daß die Herpes-labialis-Infektion einen unkomplizierten, relativ harmlosen Krankheitsverlauf zeigt und meist ohne Folgeerscheinung abheilt. Mit Narben ist allerdings zu rechnen, wenn ständiges Kratzen den Abheilungsprozeß der Bläschen stört.

Trotzdem ist Lippenherpes eine unangenehme Erscheinung, die das körperliche und seelische Wohlbefinden stört. Deshalb wollen viele diese Viruserkrankung wirksam – wenn möglich auch prophylaktisch – behandeln. Naturheilverfahren bieten hier, wenn auch meist nicht bekannt, effektive Behandlungsmöglichkeiten.

Behandlungsmöglichkeiten

Phytotherapie

– Die Melisse gehört zu den wenigen Heilpflanzen, die
  gegen bestimmte Viren wirksam sind. Dabei besitzt die
  Melisse heute einen festen Platz in der Behandlung des
  Lippenherpes und ist den entsprechenden synthetischen
  Mitteln ebenbürtig. Die Melisseninhaltsstoffe verhindern
  das Eindringen der Viren in die Hautzellen und damit
  den Ausbruch bzw. die Ausbreitung der Virusinfektion.
  Doch Melissentee ist hier nicht geeignet, sondern nur
  eine Creme *(Lomaherpan Creme)*, die einen Auszug (Extrakt) aus den Melissenblättern enthält. Noch wirksamer
  ist die Creme, wenn man sie gleich bei den ersten Anzeichen (Kribbeln, Jucken) auf die betroffenen Hautpartien
  aufträgt.
  Auch eine prophylaktische Anwendung ist sinnvoll, da
  viele wissen, daß sie in bestimmten Situationen, z. B.
  Sonnenurlaub, Skifahren, Menstruation, mit Lippenherpes rechnen müssen. Hier kann die vorbeugende Anwendung von *Lomaherpan Creme* den Ausbruch der Virusinfektion verhindern.
– Das wiederholte Auftreten von Lippenherpes ist aber
  auch ein Anzeichen dafür, daß unsere körpereigenen
  Abwehrkräfte geschwächt sind. Deshalb stärkt die Einnahme des Purpursonnenhutes *(Echiherb Tabletten und
  Tropfen)* das Immunsystem und wirkt unterstützend bei
  Lippenherpes.

Homöopathie

- Wenn sich bei Ihnen stark geschwollene, brennende Bläschen auf den Lippen gebildet haben, die Oberlippenmitte aufgesprungen und der Mund sehr trocken ist, sollten Sie Kochsalz *(Natrium muriaticum D12 Globuli)* einnehmen.
- Sind Mund und Kinn mit Herpesbläschen infiziert und haben sich Geschwüre in den Mundwinkeln gebildet, so ist Giftsumach *(Rhus toxicodendron D12 Globuli)* das richtige Mittel.

Vitamine

Vitamin C *(Cetebe Kapseln)* führt ebenfalls zur Aktivierung des Immunsystems und kann deshalb unterstützend bei Lippenherpes eingesetzt werden.

Warzen – meist harmlos, aber lästig

Die Statistik belegt es: Warzen sind weltweit auf dem Vormarsch! Besonders betroffen sind Kinder und Personen, deren körpereigenen Abwehrkräfte geschwächt sind.
Obwohl Warzen (Verrucae) meist ungefährlich sind, kann man etwas gegen sie tun. Ohne Behandlung können sich neue Warzen bilden.

Unterschiedliche Warzentypen

Warzen sind die Folgen einer Virusinfektion. Als Erreger wurden Viren der Papilloma-Gruppe (HPV = Human-Papilloma-Viren) festgestellt. Es sind heute mehr als vierzig verschiedene HPV-Viren bekannt, die zum Teil auch unterschiedliche Warzentypen hervorrufen. Die Viren verursachen drei Wochen bis zwölf Monate nach dem Eindringen in die Haut Verhornungen, die als Warzen bezeichnet werden. Man unterscheidet folgende Warzentypen:

– Die *vulgäre* oder *Stachelwarze* kommt am häufigsten vor. Sie ist halbkugelig, besitzt eine unregelmäßige »stachelige« Oberfläche und kann erbsengroß werden. Sie tritt bevorzugt am Handrücken und an den Fingern auf. Auf der zarten Haut von Hals und Gesicht nennt man diese Warzen Pinsel- oder Fadenwarzen.
– *Flachwarzen* können am ganzen Körper auftreten und bilden 3 bis 4 mm flache Papeln. Besonders Jugendliche

werden im Bereich von Gesicht und Handrücken von diesem Warzentyp befallen.

– *Sohlen-* oder *Dornenwarzen* bilden sich vor allem an Druckstellen auf der Unterseite der Füße. Sie sind an der Oberfläche flach, wachsen aber dornenartig in die Tiefe und können beim Laufen sehr schmerzhaft sein. Man hat dabei ein Gefühl, als wenn man einen Stein im Schuh hat.

– *Feigwarzen* werden durch den Geschlechtsverkehr übertragen und siedeln nur auf den Schleimhäuten der Geschlechtsteile und im Analbereich. Zuerst sind es stecknadelkopfgroße Knötchen, aus denen sich später blumenkohlartige Gebilde entwickeln. Die Behandlung von Feigwarzen muß durch den Arzt erfolgen.

Wie Warzenviren leichtes Spiel haben!

Wenn Warzen verletzt werden, z. B. durch Kratzen, oder eine offene Stelle haben, können Viren austreten und sich verbreiten. Das ist aber nur möglich, wenn die Viren für sie günstige Bedingungen auf der Haut vorfinden. Das kann der Fall sein, wenn die Haut verletzt oder entzündet ist. Menschen mit einer schlechten Hautdurchblutung, etwa

---

Wichtig: Niemals an Warzen herumkratzen oder sie verletzen.

Füße nach dem Baden und Duschen gut abtrocknen.

Turnschuhe nur bei sportlichen Aktivitäten tragen.

In Turnhallen und öffentlichen Bädern nicht barfuß laufen.

Auf das Rauchen verzichten, denn Nikotin schwächt das Immunsystem, vermindert die Durchblutung von Händen und Füßen und schafft so gute Bedingungen für Warzenviren.

---

bei häufig kalten Füßen und Händen, sind für eine Infektion durch Warzenviren anfällig. Aber auch überall dort, wo die Haut durch Feuchtigkeit und Wärme weich und durchlässiger wird, haben diese Viren gute Chancen. Deshalb sind Schwimmbäder und Saunen ein idealer Ansteckungsort. Turnschuhe sind wenig atmungsaktiv und verursachen oft schwitzende, feuchte Füße – das günstige Klima für Viren. Deshalb wird auch die Turnschuhmode für die große Verbreitung von Warzen bei Kindern und Jugendlichen verantwortlich gemacht.

Wann man zum Arzt gehen sollte!

Wenn die Selbstbehandlung keinen Erfolg zeigt, sollten Sie den Arzt aufsuchen, und zwar je eher, desto besser, denn frisch auftretende Warzen lassen sich erfolgreicher behandeln als länger bestehende. Außerdem ist der Besuch des Arztes notwendig,

– wenn Sie viele Warzen haben,
– bei Warzen im Gesicht und im Genital- und Analbereich (Feigwarzen),
– wenn die Warze verkrustet, rot gefärbt ist oder wenn sie blutet,
– wenn Sie sich nicht sicher sind, ob es wirklich eine Warze ist.

Neben den üblichen Lösungen zum »Wegätzen« der Warzen werden Warzen in der Schulmedizin auch medikamentös oder operativ entfernt durch Vereisen mit flüssigem Stickstoff, durch Abschaben mit dem sogenannten scharfen Löffel und durch den Einsatz von Laserstrahlen.

Behandlungsmöglichkeiten

Phytotherapie

– Zu den traditionsreichen Mitteln gehört das Betupfen der Warzen mit dem gelben Milchsaft des frisch gepflückten *Schöllkrauts*. Der in den Stengeln befindliche Milchsaft enthält Wirkstoffe (Alkaloide), die warzenwirksam sind. Den Milchsaft läßt man auf der Warze eintrocknen. Er soll möglichst lange dort verbleiben.

– Überraschende Erfolge werden nach dem Einreiben der Warzen mit *Johanniskrautöl* (Rotöl) berichtet.

– *Knoblauch* ist nicht nur ein Gewürz, sondern auch eine Heilpflanze mit virenbekämpfenden Inhaltsstoffen. Deshalb bei Warzen aus einer Knoblauchzehe ein Stück herausschneiden und – am besten über Nacht – mit einem Pflaster auf der Warze befestigen.

Homöopathie

– Ein bekanntes Mittel ist das wiederholte Betupfen der Warze mit einem Auszug aus dem Lebensbaum *(Thuja Urtinktur)*. Diese äußerliche Behandlung kann durch die Einnahme von Lebensbaum *(Thuja D4 Dilution)* unterstützt werden.
Dosierung: 3mal täglich 5 Tropfen *Thuja D4.*

– Bei hartnäckigen Sohlen- oder Dornenwarzen sollten Sie neben dem Betupfen mit *Thuja Urtinktur* Schwarzen Spießglanz *(Antimonium crudum D4 Dilution)* einnehmen.
Dosierung: 3mal täglich 5 Tropfen *Antimonium crudum D4.*

– Wenn viele Warzen auftreten, vor allem im Gesicht und

an den Fingerspitzen, ist neben der äußerlichen Anwendung von *Thuja Urtinktur* Ätzstoff *(Causticum Hahnemanni D4 Dilution)* zu empfehlen.

Dosierung: 3mal täglich 5 Tropfen *Causticum Hahnemanni D4.*

- Ein Kombinationspräparat *(Thuja Oligoplex)* enthält Lebensbaum, Waldrebe, Kaliumjodid, Katzengamander, Phosphor und Platinchlorid. Dieses Mittel soll morgens nach dem Waschen auf die Warzen getupft und zusätzlich eingenommen werden.

Dosierung: 3mal täglich 15 Tropfen *Thuja Oligoplex.*

Biochemie

Mit der Kaliumchlorid-Salbe *(Kalium chloratum Salbe)* werden die Warzen mehrmals am Tag bestrichen.

Braun werden – ohne Risiko

Die Sonne wird durch die Folgen der Umweltverschmutzung immer aggressiver, was auch die steigende Zahl von Hautkrebserkrankungen deutlich macht. Allein am malignen Melanom – der häufigsten und gefährlichsten Krebserkrankung der Haut – erkranken in den alten Bundesländern jährlich siebentausend Menschen, und fünfzehnhundert sterben daran – alarmierende Zahlen.

Und doch scheint das viele »Sonnenanbeter« nicht zu interessieren. Denn schön braun zu sein gilt weithin immer noch als Zeichen für Gesundheit und Fitneß, und die Hautbräune ist für viele der sichtbare Ausdruck für einen gelungenen Urlaub.

Die UV-Strahlen sind schuld

Die unerwünschten Wirkungen des Sonnenlichts werden durch UV-Strahlen, die sich aus verschiedenen Wellenlängen zusammensetzen, hervorgerufen. Es können folgende Schäden durch UV-Strahlen auftreten:

> Die Behandlung des Sonnenbrandes erfolgt mit Dragees, Salben, Gelen und Cremes aus der Arzneimittelgruppe der Antiallergika. Sie lindern Schmerzen und Juckreiz und lassen die Entzündung der Haut abklingen.

- *Sonnenbrand* stellt einen entzündlichen Prozeß der Haut, ausgelöst durch UVB-Strahlen, mit den Symptomen Rötung, Schwellung, Schmerz und Juckreiz dar. Wird die ungeschützte Haut zu lange der Sonne ausgesetzt, entstehen hier durch eine Überdosis UVB-Strahlen zu viele freie Radikale, die die Beschwerden des Sonnenbrands verursachen. Ein Sonnenbrand ist demnach kein Warnsignal, sondern eine bereits vorliegende Hautschädigung. Nach jedem Sonnenbrand entfernt die Haut die verhornten, abgestorbenen Zellen, »man schält sich«.

- *Vorzeitige Hautalterung:* Dafür sind UVA-Strahlen verantwortlich, die in der Haut ebenfalls zur Bildung freier Radikale führen. Sie bewirken Strukturveränderungen der Haut mit Feuchtigkeits- und Elastizitätsverlust sowie Faltenbildung.

- *Hautkrebs:* Verantwortlich dafür sind die UVB-Strahlen, die in den Zellkernen Schäden der Erbanlagen (DNS) verursachen. Kann der Organismus die geschädigten Zellen nicht reparieren, können daraus Krebszellen entstehen.

Behandlungsmöglichkeiten

Vitamine

Untersuchungen ergaben, daß Sonnenbestrahlung zu einem Absinken der Konzentration des Provitamins Betacarotin in der Haut führt. Heute gilt als gesichert, daß die zusätzliche Einnahme von Betacarotin die Bildung schädigender Radikale in der Haut reduziert. Somit besitzt dieses Provitamin einen Schutzeffekt für die Haut gegenüber freien Radikalen und ihren Folgen wie Sonnenbrand, Hautkrebs und Hautalterungsprozessen.

Hier eine Empfehlung, um dem Sonnenbrand vorzubeugen: 2 bis 3 Wochen vor und während des ganzen Sonnenurlaubs wird täglich ein Betacarotinpräparat *(Beta-Carotin 15 mg Ratiomed Kapseln)* eingenommen. Die Anwendung vor dem Urlaub ist notwendig, weil das Provitamin Zeit braucht, sich in die Haut einzulagern.

Hier erhöht Betacarotin die Lichtverträglichkeit der Haut, verhindert einen Sonnenbrand und verbessert den Bräunungseffekt.

Dosierung: 2mal täglich 1 Kapsel *Beta-Carotin 15 mg Ratiomed.*

Die Einnahme von Betacarotin entbindet während des Sonnens nicht von der Anwendung eines Sonnenschutzmittels mit dem richtigen Lichtschutzfaktor. Dabei gilt: Je heller man als Hauttyp ist, desto höher sollte man den Lichtschutzfaktor wählen.

Der Lichtschutzfaktor gibt an, wie sich die Eigenschutzzeit in der Sonne um den angegebenen Faktor verlängert. Kann man z. B. 10 bis 20 Minuten in der Sonne ohne Hautrötung verbringen, so verlängert ein Sonnenschutzmittel mit dem Lichtschutzfaktor 8 diese Zeit auf 80 bis 160 Minuten. Dennoch sollte man in den ersten Tagen des Urlaubs mit kürzeren Sonnenbädern beginnen.

Ganz wichtig: die Hautpflege nach dem Sonnenbad

Sommer- und Urlaubszeit sind für unsere Haut keine Erholung, sondern eine Strapaze. Deshalb benötigt die »gestreßte« Haut nach dem Sonnenbaden unbedingt Möglichkeiten der Regeneration.

Dies geschieht am besten durch die Anwendung eines hochwertigen Hautpflegemittels *(frei öl soft creme fluid, frei öl feuchtigkeits creme)*. Der hier enthaltene Komplex aus Hautschutzvitaminen, Feuchtigkeitspendern und Pflegestoffen repariert durch Sonnenstrahlen verursachte Hautschäden, bewahrt die Haut vor dem Austrocknen und stellt ihre natürliche Frische und Elastizität wieder her.

Doch alle diese »Sonnenhilfsmittel« sind kein Freibrief für endlose Sonnenbäder. Sie schützen nur, wenn die Sonne »in Maßen genossen wird«.

Schöne Haare und Nägel –
Attribute der Weiblichkeit

Ungepflegtes Äußeres und nachlässige Kleidung sind für manche Menschen Ausdruck von Opposition und bestimmter Lebenshaltung. Doch für Frauen, die in Leben und Beruf erfolgreich sein wollen, sind gute Manieren und eine angenehme Erscheinung eine Grundvoraussetzung. Zu diesem Bild gehören auch gepflegte Haare und Nägel.

Eine »haarige« Geschichte

Die Faszination schöner Haare ist bis heute ungebrochen und spiegelt sich in den Sagen und Märchen unserer Vorfahren bis in die Gegenwart wider: Die Loreley verwirrte die Rheinschiffer nicht nur durch ihren Gesang, sondern auch durch ihr goldglänzendes, langes Haar, und manche Beatgruppe wurde durch ihre Musik in Verbindung mit ihrer Haartracht berühmt.

Schönes Haar gilt als Zeichen von Jugendlichkeit, Gesundheit und Erfolg. Deshalb haben Menschen mit Haarproblemen häufig Komplexe. Mindern doch glanzlose, dünne Haare – oft verbunden mit Haarausfall – die Erscheinung und Attraktivität der Betroffenen.

Hier leiden besonders Frauen, da schönes Haar als Attribut der Weiblichkeit gilt. Aber auch bei Haarproblemen bietet die Natur ihre Hilfe an, die es nur rechtzeitig zu nutzen gilt.

Der Aufbau des Haars

Um Haarprobleme und ihre Behandlungsmöglichkeiten besser zu verstehen, soll hier der Aufbau des Haars kurz beschrieben werden: Der Haarschaft ist der aus der Kopfhaut herausragende Teil des Haares, während sich die Haarwurzel – eingebettet im Haarbalg – in der Kopfhaut befindet. Am unteren Ende verdickt sich die Haarwurzel zur Haarzwiebel. Hier versorgen kleinste Blutgefäße die Haare mit den für Entwicklung und Wachstum wichtigen Nährstoffen. Von hier aus werden die neuen Haarzellen gebildet.

Eine Talgdrüse mündet in den Haarbalg ein und sondert Talg ab, das den Haarschaft als Schutzfilm überzieht. Von der produzierten Talgmenge hängt es ab, ob die Haare fettig, normal oder trocken sind.

Das aus der Kopfhaut austretende Haar (Haarschaft) besteht aus drei Schichten:

– Die *äußere* Schicht (Schuppenschicht, Cuticula) besteht aus dünnen, schuppenartig angeordneten Hornzellen. Die Schuppenschicht schützt das Haar gegen Austrocknung und das Eindringen von Fremdsubstanzen.
– Die *mittlere* Schicht (Rinde, Cortex) stellt die dickste Schicht des Haars dar. Ihre Ausbildung prägt die Elastizität und Reißfestigkeit des Haars. Die Struktur der Rinde bestimmt die Haarform: glatt, gewellt oder gekräuselt.
– Die *innere* Schicht (Mark, Medulla) als Zentrum des Haares hat nur untergeordnete Bedeutung. In dünnen Haaren fehlt das Mark ganz.

Der »Lebenslauf« des Haars

Über Faktoren, die das Haarwachstum steuern, ist wenig bekannt. Vor allem wird es durch Hormone (Sexualhormone) kontrolliert. Das Haar wächst nicht kontinuierlich, sondern unterliegt einem zyklischen Rhythmus: In der ersten Phase (Wachstumsphase), die zwei bis sechs Jahre dauert, wächst das Haar. Danach stellt die Haarzwiebel das Wachstum ein. Es folgt eine zweiwöchige Übergangsphase, an die sich die zwei- bis viermonatige Ruhepause anschließt. Hier fällt das alte Haar aus und wird durch ein nachwachsendes, neues Haar ersetzt. Nun beginnt wieder die Wachstumsphase.

Die östrogenen Hormone der Frau verlängern die Wachstums- und Ruhephase des Haares, weshalb bei schwangeren Frauen das Haar besonders dicht und voll ist.

In den Wechseljahren, die mit einem Absinken der Östrogenproduktion verbunden sind, zeigt sich leider der umgekehrte Effekt.

Interessant ist auch die jahreszeitliche Schwankung des Haarwuchses. Danach wachsen die Haare im Januar am geringsten, im Juli erreicht das Wachstum eine Steigerung um 50 Prozent.

Bei Frauen wächst das Kopfhaar schneller und das Körperhaar langsamer. Bei Männern ist das umgekehrt. Durch den Wachstumsprozeß bedingt, ist ein Ausfall von fünfzig bis hundert Haaren pro Tag normal.

Haarbildung und -wachstum stellen einen hochaktiven Prozeß dar. Bei einem Bestand von rund 100 000 Haaren auf dem Kopf eines Erwachsenen und einer Wachstumsrate von 0,35 mm pro Tag wachsen auf dem Kopf monatlich etwa 1000 m Haar. Eine enorme Leistung, die aber auch sehr störanfällig ist. Jede Beeinflussung dieses Vorganges –

auch psychische Faktoren eingeschlossen – wirkt sich auf Haarwachstum und -neubildung sowie auf die Haarqualität aus.

Haarausfall

Von Haarausfall spricht man, wenn täglich mehr als hundert Haare ausfallen. Dabei kann der Haarausfall den ganzen Kopf (diffuser Ausfall) oder nur bestimmte Kopfregionen (umschriebener Ausfall) betreffen.

Haarausfall kann durch eine Vielzahl von Faktoren ausgelöst werden. Oft wirken mehrere Faktoren zusammen, so daß das Auffinden der Ursachen schwierig ist. Genaueres ergibt meist eine Haarwurzeluntersuchung.

Als Ursachen für Haarausfall sind bekannt: Mangel an Enzymen und Spurenelementen (Eisen, Zink), Blutmangel, Durchblutungs- und Kreislaufstörungen, Stoffwechselkrankheiten (Leber, Niere), Infektionskrankheiten, Arzneimittel (Krebsmittel, blutfettsenkende, gerinnungshemmende Medikamente), Vergiftungen, Erschöpfungszustände, psychische Faktoren und Streßsituationen.

Der durch diese Faktoren ausgelöste Haarverlust läßt sich meist erfolgreich behandeln, wenn man die Ursachen beseitigt. Schwieriger wird es schon, wenn der Haarausfall hormonell bedingt ist, z. B. bei der Glatzenbildung des Mannes oder dem Haarverlust der Frau in den Wechseljahren. Dafür ist meist das männliche Sexualhormon Testosteron (kommt auch bei der Frau vor) verantwortlich. Bei Menschen, die erblich empfindlich sind, schädigt es den Haarbalg, was zum Erliegen des Haarwachstums führt.

Brüchiges Haar

Man erkennt brüchiges Haar im Vergleich zum ausgefallenen Haar daran, daß die Haarwurzel fehlt. Meist sind Frauen selbst die Verursacher von Haarbruch, wenn sie ihr Haar zu sehr strapazieren. Hierzu gehören:

> Bürsten der nassen Haare schädigt am meisten! Man kann dem »Spliß« vorbeugen, wenn man vor dem Kämmen ein Konditioniermittel aufträgt und Bürsten vermeidet.
> Am besten in der Sonne eine Kopfbedeckung tragen.

- Eine *zu intensive Haarpflege:* durch Bürsten, Kämmen und Fönen. Dadurch wird die Schuppenschicht beschädigt und die Rinde angegriffen. Es kommt zu »Spliß«.
- *Zuviel Sonne:* Sonnenlicht schädigt Haare. Es bleicht das Haar und bildet freie Radikale, die die Haarsubstanz zerstören. Sonnenlicht verschlechtert Glanz, Griff und Kämmbarkeit der Haare.
- *Chlor* im Schwimmbadwasser: Bei häufigem oder langem Baden in chlorhaltigem Wasser leidet das Haar deutlich. Das Haar wird rauh, die Kämmbarkeit schlechter.
- Das *Bleichen* des Haars führt zur Zerstörung von Haarsubstanzen (Cystinbrücken). Gebleichtes Haar nimmt besser Schadstoffe auf als ungebleichtes Haar.

Fettiges Haar

Wenn die Talgdrüsen verstärkt Talg produzieren, werden Kopfhaut und Haare wie mit einem fettigen Film überzogen. Kurze Zeit nach der Haarwäsche sind die Haare schon

wieder fettig und schlecht kämmbar. Man spricht von einer
Seborrhoe. Sie kann erblich bedingt sein oder auch als
Folge von Hormonstörungen, ungesunder Lebensweise
und Ernährung sowie bei Streß auftreten.

Kopfschuppen

Wer Kopfschuppen hat, gilt allgemein als ungepflegt.
30 Prozent der Frauen und 20 Prozent der Männer in
Deutschland leiden darunter. Schuppen bilden sich, wenn
die Oberhaut der Kopfhaut verstärkt Zellen bildet, die ver-
hornen, zusammenklumpen und abgestoßen werden. Je
mehr Schuppen die Oberhaut produziert, desto dünner
wird sie. Die Folge davon ist eine erhöhte Empfindlichkeit
der Kopfhaut, was sich in Juckreiz und Entzündung zeigt.
Schuppenbildung wird häufig durch einen Pilz namens
Pityrosporum ausgelöst. Vermehrt er sich zu stark, können
Schuppen entstehen. Meist kommen noch andere Faktoren
hinzu wie »aggressive« Haarwaschmittel, eine Hormon-
behandlung, ein geschwächtes Immunsystem und Streß. Oft
hilft hier schon ein Antischuppenshampoo, das drei- bis

viermal pro Woche benutzt werden muß. Man sollte die Haare nach dem Waschen gut ausspülen und nur mäßig warm fönen. Heißes Fönen fördert die Schuppen- und Fettbildung. Am besten trägt man die Haare in dieser Zeit kurz.

Brüchige Nägel

Die Hauptaufgabe der Nägel von Finger und Zehen besteht in einer Schutzfunktion. Sie schützen das empfindliche Endglied der Finger und Zehen und helfen bei der Aufnahme von Berührungsreizen. Mit den Nägeln von Zeigefinger und Daumen kann der Mensch – wie mit einer Pinzette – kleine Objekte greifen.

Brüchige Nägel sehen nicht nur ungepflegt aus, sie reißen auch ein, splittern oder spalten sich. Meist sind äußere Einflüsse daran schuld: mechanische Belastung, häufiges Händewaschen, Umgang mit alkoholischen oder fettlösenden Flüssigkeiten und die häufigere Anwendung von Nagellackentfernern.

Wenn Nägel brüchig werden, kann dies auch innere Ursachen haben, z. B. eine Unterfunktion der Schilddrüse, der Mangel an bestimmten Vitaminen und Mineralstoffen oder Durchblutungsstörungen.

Ein Zeichen für den »Gesundheitszustand« der Nägel ist der

Seit alters reibt man sich die Nägel mit Olivenöl als Pflegemittel ein.

Einige Pflegemaßnahmen für brüchige Nägel:
Nägel kurz schneiden, Lösungs- und Waschmittel meiden, Nägel am Abend mit Olivenöl einreiben.

Quellfaktor, denn brüchige oder splitternde Nägel quellen weniger stark als gesunde Nägel.

Behandlungsmöglichkeiten

Biochemie

Bei Wachstumsstörungen von Haaren und Nägeln wird Kieselsäure *(Silicea D12 Tabletten)* über längere Zeit angewendet.

Vitamine

– Das Provitamin Panthenol – aus ihm entsteht im Körper die wirksame Pantothensäure – gilt als wertvoller Pflegestoff auch für Haare und Nägel. Bei äußerer Anwendung in Kombination mit Vitamin E und Jojobaöl *(frei öl haar kur)* dringt Panthenol auch schon in kleinen Mengen gut in die Haare ein. Es bindet hier Feuchtigkeit im Haar, vergrößert dadurch den Haarschaft und verleiht so dem Haar Glanz, gute Kämmbarkeit und erhöht seine Spannkraft und Elastizität.
– Bei Haar- und Nagelproblemen hat sich die Einnahme von Pantothensäure bewährt. Besonders wenn Pantothensäure in Kombination mit Vitamin B_1, Medizinalhefe (Spurenelemente, B-Vitamine), Cystin und Keratin (geben dem Haar Festigkeit und Widerstandskraft) und Para-Aminobenzoesäure (wichtiger Zellwuchsstoff) als *Pantovigar Kapseln* und *Dragees* vorliegt.
Eine kurmäßige Anwendung von *Pantovigar,* so belegen es Studien, führt durch eine Kräftigung der Haarwurzel zur Abnahme des Haarausfalls und verbessert die Haar-

struktur und Widerstandsfähigkeit des Haares gegen physikalische und chemische Einflüsse.

Pantovigar fördert die Neubildung der Nägel und verbessert deren Festigkeit, was durch die Erhöhung des Nagelquellfaktors eindeutig bewiesen werden konnte.

– Vor einigen Jahren wurde die Bedeutung von Biotin, auch Vitamin H genannt, für Haut, Haare und Nägel erkannt. Ein Mangel an diesem Vitamin verschlechtert eindeutig den Zustand von Haut, Haaren und Nägeln, da Biotin hier bedeutsame Aufgaben im Stoffwechsel zu erfüllen hat. Unter der regelmäßigen Einnahme von Biotin *(Rombellin Tabletten)* verschwinden spröde und brüchige Fingernägel. Der Zustand trockener und schuppender Haut bessert sich. Durch die Anregung der Wachstumsphase nimmt der Haarausfall ab und die Haarqualität zu.

Spurenelemente

– Der Gehalt unserer Haare an Zink ist im Vergleich zu anderen Spurenelementen auffallend hoch. Denn Zink spielt eine große Rolle im Stoffwechsel des Cystins, der wichtigsten Aminosäure des Haarkeratins. Deshalb ist Haarausfall ein typischen Anzeichen für einen Zinkmangel.

Mit der Einnahme eines Zinkpräparates *(Unizink 50 Filmtabletten)* werden gute Erfolge sowohl beim diffusen als auch beim umschriebenen Haarausfall erzielt.

– Sind Eisenmangel oder Blutarmut, die bei Frauen oft anzutreffen sind, die Ursache für Haarausfall, so ist die Einnahme eines Eisenpräparates *(Rulofer N Kapseln* und *Filmtabletten, Rulofer G Saft)* sinnvoll.

Depressionen – bei Frauen zweimal so häufig wie bei Männern

Jeder hat schon einmal ein Stimmungstief durchlebt. Zu unseren Lebenserfahrungen gehören nicht nur Glücksgefühle, sondern auch Leid, Trauer und Schmerz. Eine Depression aber ist eine seelische Störung, bei der die Betroffenen ärztliche bzw. psychotherapeutische Hilfe brauchen.

»Depressiv« – ein Modewort

Die Begriffe »depressiv« oder »deprimiert« werden heute häufig gebraucht, meist bei unpassenden Gelegenheiten. Denn ein Stimmungstief oder niedergeschlagen zu sein, das sind alltägliche Gefühlsschwankungen, die mit einer richtigen Depression nicht zu vergleichen sind.

Selbst wer trauert, weil er einen lieben Menschen verlor, oder wer sich unglücklich fühlt, weil eine Beziehung auseinandergegangen ist, ist noch nicht depressiv. Im Gegenteil, all das sind normale Reaktionen auf unangenehme Lebenserfahrungen, die uns möglicherweise vor Depressionen bewahren. Denn wenn Gefühle unterdrückt werden, kann Trauer nicht »verarbeitet« werden, was zur Depression führen kann.

Im Gegensatz zur Depression ist Trauer ein aktives Geschehen. Hierbei durchlebt der trauernde Mensch seinen ganzen Schmerz und öffnet sich allmählich wieder für Dinge, die ihm Freude bereiten. Dem Depressiven ist das nicht möglich.

Die Symptome einer Depression

Obwohl die Depression eine international anerkannte Krankheit ist, schämen sich viele über ihre Beschwerden, die die Lebensqualität erheblich beeinträchtigen, zu sprechen oder einen Arzt aufzusuchen. Mancher depressiv Kranke kämpft einen langen, zermürbenden Kampf mit sich selbst, »ist hart gegen sich selbst« und will nicht als »Schwächling« gelten, statt Hilfe in Anspruch zu nehmen.

Eines der wichtigsten Merkmale einer Depression ist die Niedergeschlagenheit des Betroffenen. Sie kann bis zur tiefsten Verzweiflung führen und steht in keinem Verhältnis zum auslösenden Ereignis.

Der Depressive schätzt seine Lage als völlig aussichtslos ein. Nichts kann ihn freuen oder wirklich traurig machen. Falls er weinen kann, bringen ihm Tränen keine Erleichterung. Der Depressive fühlt sich innerlich leer und starr. Er zieht sich zurück, und was ihn früher interessiert hat, läßt ihn jetzt gleichgültig.

Gleichzeitig treten mangelnde Konzentrations- und Entscheidungsfähigkeit, Selbstunsicherheit und Antriebslosigkeit auf. Zur Angst kommen Minderwertigkeitskomplexe und Schuldgefühle.

Einige körperliche Symptome sind sichere Anzeichen für eine Depression: Schlafstörungen, vor allem Durchschlafstörungen, Appetitlosigkeit und Gewichtsverlust oder eine regelrechte »Freßsucht«, häufig auf Süßigkeiten und Schokolade.

Sollten Sie bei sich eine Depression vermuten, so beantworten Sie sich ehrlich folgende Fragen:

– Fällt es Ihnen schwer, Entscheidungen zu treffen?
– Können Sie sich noch freuen?
– Haben Sie noch Interesse an etwas?
– Neigen Sie in letzter Zeit vermehrt zum Grübeln?
– Plagt Sie das Gefühl, Ihr Leben sei sinnlos geworden?
– Fühlen Sie sich grundlos müde und ohne Schwung?
– Haben Sie Schlafstörungen?
– Spüren Sie irgendwelche Schmerzen, einen Druck auf der Brust?
– Haben Sie wenig Appetit, haben Sie Gewicht verloren?
– Haben Sie Probleme in sexueller Hinsicht?
– Haben Sie weniger Kontakte zu Arbeitskollegen, Freunden und Verwandten als früher?
– Sehen Sie die Zukunft schwärzer als früher?

> Auf alle Fälle gehören Sie in ärztliche Behandlung, wenn Ihre Beschwerden zu einer merklichen Beeinträchtigung Ihres normalen Lebens führen und in Ihren Gedanken Todessehnsucht und Selbstmordabsichten auftauchen.

Diese und ähnliche Fragen wird Ihnen auch der Arzt stellen, wenn er eine Depression abklären will. Wenn Sie mehrere dieser Fragen mit »Ja« beantworten, kann bei Ihnen eine Depression vorliegen.

Die Weltgesundheitsorganisation schätzt, daß weltweit 3 bis 5 Prozent der Menschen unter einer Depression leiden. Jeder zehnte Patient, der heute seinen Arzt aufsucht, klagt über Beschwerden, die die Diagnose einer Depression nahelegen.

Die Einteilung der Depressionen

Im folgenden sollen die verschiedenen Formen der Depressionen vereinfacht dargestellt beschrieben werden:

- Die *endogene* Depression tritt heute nur noch selten auf und auch ohne erkennbaren, äußeren Anlaß oder Grund. Sie entsteht endogen (d. h. von innen heraus, angeboren, durch Gene definiert). Der endogenen Depression wird die lavierte (verdeckte) Depression zugeordnet. Hier versteckt sich die endogene Depression hinter körperlichen Beschwerden wie Kopf-, Rückenschmerzen, Verstopfung, Herzbeschwerden u. a. Die Medizin vermutet, daß die endogene Depression vererbbar ist und in der Persönlichkeit des einzelnen begründet liegt.
- Die *psychogene* (seelische) Depression tritt heute am häufigsten auf als Ergebnis von starken seelischen Belastungen, z. B. durch den Tod eines geliebten Menschen oder durch unbewältigte Konflikte in Kindheit, Familie oder Beruf. Zu den psychogenen Depressionen zählen auch die »Erschöpfungsdepressionen« als Folgen einer jahrelangen körperlichen und seelischen Überlastung. Psychogene Depressionen werden vor allem durch Umweltprobleme, Hetze, Leistungsdruck, Ehekrisen, Überalterung und das mangelnde Verständnis zwischen Menschen und Generationen ausgelöst.
- Die *saisonabhängige* Depression: Typisch für diese Depressionsform ist, daß sie im Herbst auftritt und schlagartig im März oder April verschwindet. Die Patienten klagen über leichte Stimmungsschwankungen, Leistungsrückgang, gesteigerten Appetit und ein erhöhtes Schlafbedürfnis. Eine ärztliche Behandlung ist hier meist nicht notwendig. Diese Depressionsform wird durch Lichtman-

gel in den dunklen Wintermonaten ausgelöst. Hilfe bringen hier schon tägliche Spaziergänge oder Bestrahlungen mit künstlichem Licht.

Wo liegen die Ursachen einer Depression?

Es gibt mehrere Theorien über das Entstehen von Depressionen. Man vermutet, daß Erbfaktoren und die schon erwähnten psychischen und sozialen Faktoren von großer Bedeutung sind.

Auf keinen Fall hat eine Depression etwas mit mangelnder Intelligenz oder Charakterschwäche zu tun.

Kritische Phasen im Leben einer Frau sind das Wochenbett und die Wechseljahre. Hier ist sie besonders depressionsanfällig.

In der Medizin werden heute auch biochemische Veränderungen im Gehirn als depressionsauslösend angesehen. Der Mangel an bestimmten Botenstoffen (Neurotransmitter) im Gehirn verursacht eindeutig depressive Verstimmungen. Außerdem können Depressionen durch Infektionskrankheiten, Operationen, Gifte, Hormonveränderungen im Körper und bestimmte synthetische Arzneimittel verursacht werden.

Einsamkeit – das Übel unserer Zeit

Obwohl immer mehr Menschen auf immer engerem Raum zusammenleben, nehmen die Isolierung und die Einsamkeit des einzelnen zu. Manche Presseberichte bejubeln zwar zur Zeit das »Single-Leben« als Ausdruck höchster Freiheit, aber nicht nur jeder Psychologe und Arzt weiß, daß das Unsinn ist.

Der Mensch ist ein Individuum und bedarf trotzdem des Mitmenschen, der Kommunikation mit ihm, seines Verständnisses und seiner Hilfe. Einsamkeit macht krank und ist die häufigste Ursache für eine Depression. Der Beweis dafür sind die vielen alten Menschen, die nach dem Verlust des Partners und ohne andere Kontakte ihr Leben depressiv verbringen.

Der Stauferkaiser Friedrich II. (1194–1250) führte ein grausames Experiment durch: Er ließ mehreren Müttern ihre Säuglinge wegnehmen und brachte sie getrennt in anderen Zimmern unter. Er wollte sehen, welche Sprache die Säuglinge entwickeln würden, wenn niemand mit ihnen spricht. Die Säuglinge wurden von Ammen ausreichend genährt und saubergehalten. Nur sprechen durfte mit ihnen niemand, und auch sonst waren sie den ganzen Tag sich selbst überlassen. Das Ergebnis: Alle Kinder starben. Aber nicht weil es ihnen an materiellen Dingen mangelte, sondern weil menschliche Liebe und Zuwendung fehlten.

Behandlungsmöglichkeiten

Phytotherapie

Die einzige Heilpflanze, die eine wissenschaftlich nachgewiesene Wirkung bei Depressionen besitzt, ist das Johanniskraut. Es wächst als weitverbreitete Wildpflanze auch bei uns, wird bis etwa 60 cm hoch und hat gelbe Blüten.

Das Johanniskraut ist leicht zu erkennen: Beim Zerreiben der frischen gelben Blüten färben sich die Finger dunkelrot.

Außerdem zeichnet es sich durch beruhigende, innerlich ausgleichende und angstlösende Eigenschaften aus, die den antidepressiven Effekt sinnvoll ergänzen.

Die Johanniskraut-Inhaltsstoffe hemmen den Abbau der Botenstoffe (Neurotransmitter) im Gehirn. Es kommt zu einer Anreicherung dieser Stoffe und damit zu einer Verbesserung der Gehirntätigkeit. Als Folge tritt eine spürbare Verbesserung der Stimmung ein.

Im Gegensatz zu den synthetischen Arzneimitteln gegen Depressionen führt das Johanniskraut nicht zu einer Beeinträchtigung von Konzentrations- und Reaktionsvermögen, was besonders für Kraftfahrer wichtig ist. Aufgrund seiner sehr guten Verträglichkeit, läßt sich damit unbedenklich auch eine Langzeitbehandlung durchführen.

Johanniskrautpräparate *(Cesradyston 200 Kapseln* und *Tropfen)* nehmen heute einen festen Platz in der Behandlung leichter bis mittelschwerer Depressionen ein. Dabei ist zu beachten, daß sich – wie bei allen anderen Antidepressiva auch – die Anzeichen einer Besserung erst nach etwa zwei Wochen regelmäßiger Einnahme zeigen. Sie sollte dann unbedingt fortgesetzt werden, damit der volle Behandlungserfolg eintritt.

Homöopathie

Wenn Ihre Depression durch tiefe Trauer oder schweren Liebeskummer verursacht wurde, sollten Sie es mit der Ignatiusbohne *(Ignatia D6 Globuli)* versuchen. Vor allem wenn sich die Beschwerden nach körperlicher oder geistiger Anstrengung sowie nach Aufregung verschlimmern.

Aromatherapie

- Bei depressiver Verstimmung hat sich das *Bergamotteöl* in der Duftlampe bewährt.
- *Lavendelöl,* besonders abends in der Duftlampe, hilft, nach einem hektischen Arbeitstag »abzuschalten«, löst Depressionen und beseitigt Einschlafstörungen.
- *Rosenöl* in der Duftlampe löst psychische Blockaden und läßt uns unsere innerlichen Probleme besser bewältigen.

Bach-Blütentherapie

- Bei seelischen oder körperlichen Erschütterungen, die man nicht verkraftet, gilt der Doldige Milchstern *(Star of Bethlehem)* als »Seelentröster«.
- Wenn Perioden tiefer Traurigkeit und Depression auftreten und dann wieder abklingen, ohne daß dafür erkennbare Ursachen vorliegen, sollten Sie den Wilden Senf *(Mustard)* anwenden.
- Die Heckenrose *(Wild Rose)* ist das Mittel der Wahl bei völliger Apathie und innerlicher Kapitulation.
- Man stellt alles in Zweifel, hat eine pessimistische Grundeinstellung und läßt sich schnell entmutigen. Dann ist der Bittere Enzian *(Gentian)* das richtige Mittel.

Mit der Angst leben –
für viele ein Problem

Nicht wenige Menschen leiden unter Angstgefühlen. Untersuchungen sprechen von 8 bis 15 Prozent der Bevölkerung, bei denen die eine oder andere Angstform auftritt. In den Arztpraxen für Allgemeinmedizin liegt die Häufigkeit der Angstpatienten zwischen 10 und 30 Prozent. Dabei trifft es Frauen etwa doppelt so häufig wie Männer. Frauen zwischen vierzig und sechzig Jahren klagen besonders über Angstbeschwerden.

Angst – Normalität oder Krankheit?

Jeder Mensch kennt Angst. Sie ist ein wichtiger Faktor unserer Persönlichkeit. Sie warnt uns vor Gefahren und erhöht unsere Aufmerksamkeit. So läßt sie etwa den Kraftfahrer bei Nebel langsamer und vorsichtiger fahren. Deshalb sind Angstgefühle ein bedeutsamer Schutzmechanismus für jedes Individuum.

Problematisch wird es, wenn Ängste auftreten, ohne daß eine real erkennbare Gefahr da ist, oder wenn der Betroffene zwar erkennt, daß seine Ängste völlig übertrieben sind, er sie damit aber keineswegs ablegen kann. Hier beginnt der Bereich des Krankhaften, unter dem Angstpatienten stark leiden.

Normalerweise verfügt jeder Mensch über erhebliche Fähigkeiten, seelische Probleme selbst zu bewältigen. Wo aber die

Angst erhebliche Lebenseinschränkungen auslöst, reichen diese Fähigkeiten offenbar nicht mehr aus. Hier ist Hilfe notwendig.

Während sich die Furcht auf einen bedrohlichen Gegenstand oder eine gefährliche Situation richtet, gilt die Angst als ein unbestimmtes, gegenstandsloses und anonymes Phänomen.

> Versuchen Sie über Ihre Trauer- oder Angstgefühle mit vertrauten Menschen zu sprechen! Solche Gespräche können sehr hilfreich sein.

So können viele Angstpatienten die Ursachen oder den Gegenstand ihrer Störungen nicht benennen. Wahrscheinlich ist es die Summe unangenehmer Lebensumstände und Gefahren unserer Zeit: Angst vor der zunehmenden Kriminalität und Gewaltbereitschaft, Angst vor Alter, Einsamkeit und Krankheit, Angst vor Arbeitslosigkeit, Armut und sozialem Abstieg. Hinzu kommt die negative Berichterstattung der Massenmedien, die bei sensiblen Menschen die Angstgefühle verstärken kann.

Phobische Angststörungen

> Setzen Sie sich mit Ihren Angstgefühlen auseinander, und Sie werden feststellen, daß es häufig »Nichtigkeiten« sind!

Hierbei handelt es sich um Beschwerden, bei denen Angst ausschließlich oder überwiegend situations- oder objektbezogen auftritt. Die entsprechenden Situationen oder Objekte werden entweder gemieden oder voller Angst ertragen. Folgende Phobiearten treten besonders häufig auf:

- *Agoraphobie:* Angst vor dem Betreten öffentlicher Plätze (Platzangst), vor Menschenmengen (Kaufhäuser, Brücken, Verkehrsmittel),
- *Klaustrophobie:* Angst vor dem Eingeschlossensein in engen Räumen (Fahrstühle),
- *Zoophobie:* Angst vor bestimmten Tieren (Spinnen, Mäuse).

Die körperlichen Anzeichen der Angst

Angst beschränkt sich nicht immer auf die Seele allein, sondern löst auch eine Reihe von unangenehmen körperlichen Begleiterscheinungen aus. Häufig wird der Hausarzt damit auf eine falsche Fährte gelockt, denn die Patienten klagen nicht über Angst, sondern über Atemnot, Nacken- oder Oberbauchbeschwerden, Muskelverspannung, Schwitzen, Händezittern, Schlafstörungen, Herzbeschwerden, Schwindel oder ein Gefühl, das Herz werde gleich aussetzen.

Doch der erfahrene Arzt erkennt den Angstpatienten an typischen Äußerlichkeiten: Störungen im Gesichtsausdruck, Bewegungsunruhe oder -armut, Hautblässe und Pupillenerweiterung.

Verschiedene Möglichkeiten der Behandlung

Schulmedizinisch orientierte Ärzte verschreiben ihren Angstpatienten häufig synthetische Arzneimittel wie die Tranquilizer (»Seelenberuhigungsmittel«) oder die Anxiolytika (angstlösende Mittel). Das ist einfach und bequem und wird von den Betroffenen gern angenommen. In schweren Fällen und in Notsituationen bringen diese Mittel auch schnelle Hilfe. Dabei darf aber nicht übersehen werden, daß es sich dabei nur um ein Kurieren von Symptomen unter Ausblendung zugrundeliegender Ursachen handelt. Die Behandlung mit diesen synthetischen Mitteln birgt noch eine nicht zu unterschätzende Gefahr in sich: Mit ihrer angenehmen, entspannenden und beruhigenden Wirkung verleiten diese Medikamente zum gewohnheitsmäßigen Gebrauch und können eine gefährliche Abhängigkeitsentwicklung hervorrufen.

Der andere, wenn auch längere Weg mit guten Heilungsaussichten ist die Psychotherapie. Sie läßt den Patienten die wahren Ursachen seiner Ängste erkennen und will ihn befähigen, im Sinne »einer Hilfe zur Selbsthilfe« seine Lebensprobleme in den Griff zu bekommen.

Naturheilverfahren bieten eine Reihe gut verträglicher Therapiemöglichkeiten bei leichten und mittelschweren Angstzuständen und sind auch für eine Kombination mit der Psychotherapie geeignet.

Behandlungsmöglichkeiten

Phytotherapie

Mehr und mehr bekannt und genutzt für die Angstbehandlung wird Kava-Kava, die Wurzeln des in der Inselwelt Polynesiens heimischen Rauschpfefferstrauches.

Forscher, die vor rund zweihundert Jahren diese Inseln besuchten, berichteten über einen seltsamen Brauch ihrer Gastgeber: Zur Begrüßung oder bei Ritualen gab es »Kawa«. Zu seiner Herstellung wurden die Wurzeln des Rauschpfefferstrauches gesammelt, zerkleinert und von den Männern und Frauen des Dorfes gut durchgekaut und in einen großen Topf gespuckt. Nun mußte der braungelbe Trank einige Stunden reifen, und damit war die Kawa-Produktion beendet.

Jetzt wurde das säuerlich-erfrischende Getränk zwischen Einheimischen und Gästen aufgeteilt. Nach einigen Schalen setzte die leicht berauschende Wirkung ein: Die Gesellschaft fühlte sich behaglich und zufrieden und hatte das Gefühl der Zusammengehörigkeit.

Dabei traten nie Anzeichen der Aggressivität, Verkaterung oder Sucht – wie sie bei Drogen und Alkohol bekannt sind – auf. Deshalb ist auch der deutsche Name »Rauschpfeffer« irreführend.

Natürlich hat sich auch die Wissenschaft dieser Heilpflanze angenommen und ihre angstlösende, stimmungsverbessernde und muskelentspannende Eigenschaft bestätigt. In medizinischen Untersuchungen wurde eine eindeutige Besserung der Beschwerden bei Menschen festgestellt, die an Angst, innerer Unruhe und Schlafstörungen litten. Im Gegensatz zu den synthetischen Arzneimitteln besitzt Kava-Kava keinen müdemachenden Effekt, führt somit nicht zu einer Beeinträchtigung der Konzentrations- und Reaktionsfähigkeit und ruft auch bei längerer Einnahme keine Gewöhnung oder Abhängigkeit hervor. Dieser Vorteil erlaubt die Anwendung von Kava-Kava bei Berufstätigen, insbesondere Kraftfahrern und Menschen, die Maschinen bedienen.

Professor Hänsel, ein bekannter Heilpflanzenforscher, äußert sich über Kava-Kava folgendermaßen: »... Ängste schwinden ... ohne aber die Willenskraft zu schwächen oder das Bewußtsein einzuengen.«

Beim Einsatz von Kava-Kava als Arzneimittel ist keine Sofortwirkung zu erwarten. Erst nach etwa einer Woche regelmäßiger Einnahme beginnt man die angstlösende Wirkung zu spüren. Dabei ist Kava-Kava gut verträglich.

Pflanzliche Arzneimittel *(Antares 120 Tabletten)* enthalten Kava-Kava, den Auszug (Extrakt) aus den Wurzeln des Rauschpfefferstrauches. Dabei ist das Naturheilmittel *Antares 120* so dosiert, daß man für einen Behandlungserfolg nur täglich 1 bis 2 Tabletten einzunehmen braucht.

Homöopathie

– Wenn Ihre Angst durch große körperliche Erschöpfung einerseits und große innere Erregung andererseits gekennzeichnet ist, nehmen Sie Arsentrioxid *(Arsenicum album D12 Globuli)*. Hinzu kommt, daß Sie trotz Ihrer Erschöpfung innerlich unruhig bleiben, z. B. wandern Sie aufgeregt im Zimmer hin und her, schmieden laufend neue Pläne und finden auch im Bett keine Ruhe. Sie sind außergewöhnlich leistungsbereit und diszipliniert und wollen immer perfekt sein.

– Sie erleben Angstattacken und Todesängste. Dabei haben Sie Herzklopfen, Atemnot, Platzangst, und Ihre Nerven sind zum Zerreißen gespannt. Dann ist der Blaue Eisenhut *(Aconitum D6 Globuli)* das richtige Mittel.

– Durch ungerechte Behandlung leiden Sie an Kummer und Enttäuschung. Sie sind wortkarg und fühlen sich schwach. Man kann Sie leicht verletzen. Sie sind ein scheuer und sanfter Typ und brauchen für alle Dinge viel Zeit. Wenn Sie überlastet sind, werden Sie sofort nervös und gereizt. Wählen Sie Kockelskörner *(Cocculus D6 Globuli)*.

Biochemie

Bei Angstzuständen verbunden mit Erschöpfung, Melancholie, Hysterie, Gedächtnisschwäche, Kreuzschmerzen und Herzbeschwerden, sollte Kaliumphosphat *(Kalium phosphoricum D6 Tabletten)* zur Anwendung kommen.
Dosierung: 6mal täglich 1 Tablette.

Aromatherapie

– Als Erste Hilfe bei Schock hat sich *Neroli-Öl,* einige Tropfen aufs Taschentuch oder direkt am Fläschchen riechen, bewährt. Die regelmäßige Anwendung in der Duftlampe führt zur Entspannung, Beruhigung und Stimmungsaufhellung.
– Bei Prüfungsangst, und wer kennt sie nicht, stabilisiert *Angelika-Öl* Magen, Nerven und Kreislauf und gibt Mut und Selbstvertrauen.

Bach-Blütentherapie

– Wenn Sie unter Panikattacken leiden oder akute Angstzustände nach Gefahrsituationen, z. B. einem Autounfall, durchleben, nehmen Sie Gelbes Sonnenröschen *(Rock Rose).*
– Sie sind zurückhaltend, furchtsam und haben vor bestimmten Dingen (Hunden, Fahrstühlen, Prüfungen) Angst. Dann ist die Gefleckte Gauklerblume *(Mimulus)* ein bewährtes Mittel.
– Sie haben vor allem und jedem Angst, können aber Ihre Ängste nicht definieren. Ständig fühlen Sie sich von

Unheil bedroht. Außerdem lassen Sie sich schnell von den Stimmungen anderer anstecken. Wählen Sie die Espe *(Aspen)*. Es hilft Ihnen, mit Ihrer sensitiven Veranlagung besser umzugehen.

Die Bulimie – der Teufelskreis zwischen Freßanfällen und Erbrechen

Wie die Anorexia nervosa (Magersucht) eignet sich auch die Bulimie nervosa (Eß-Brech-Sucht) nicht zur Selbstbehandlung. In beiden Fällen ist dringend ärztliche bzw. psychotherapeutische Hilfe vonnöten. Dennoch soll hier ein Beispiel dafür angeführt werden, wie natürliche Mittel auch bei schweren psychosomatischen Eßstörungen erfolgreich begleitend eingesetzt werden können.

Der Bulimie galt vor allem in der letzten Zeit in Zusammenhang mit Presseberichten über Prinzessin Diana verstärktes Interesse. Diese Krankheit gehört zu den psychischen Störungen mit Suchtcharakter und tritt besonders bei Frauen zwischen dem achtzehnten und fünfunddreißigsten Lebensjahr auf. Männer sind äußerst selten davon betroffen.

Der krankhafte Wechsel zwischen Gier und Reue

Die an Bulimie Leidenden leben in einem ständigen Zwiespalt: Auf der einen Seite haben sie den fast krankhaften Wunsch, schlank zu sein bzw. zu bleiben. Selbst wenn die Waage schon ein leichtes Untergewicht anzeigt, sind sie mit ihrer »schlanken Linie« unzufrieden. Auf der anderen Seite werden sie bis zu dreißigmal am Tag von Freßattacken überfallen, gegen die sie sich nicht wehren können. In Heißhungeranfällen werden wahnsinnige Mengen an Nahrungsmitteln hineingeschlungen. Vor allem fette und süße Lebensmittel verzehren dabei die Kranken ohne Rücksicht auf den Geschmack, z. B. ganze Würste, Käse mit hohem Fettgehalt, Sahne, Torten und sogar Butter ohne Beilage. Es ist keine Seltenheit, wenn bei einem solchen Anfall bis zu

> Die Bulimie entwickelt sich häufig aus einer anderen suchtartigen Eßstörung, z. B. der Magersucht, die nicht ausgeheilt wurde.

30 000 Kalorien in den Körper gepumpt werden. Es endet erst, wenn der Magen nichts mehr aufnehmen kann.

Für diese unwiderstehliche Gier gibt es verschiedene Ursachen. Denn die Kranken verschlingen diese Unmengen nicht aus Hunger oder weil es ihnen schmeckt. Sondern sie gehorchen einem inneren Zwang. Teils wird er durch Angst, Depressionen, Einsamkeit, Enttäuschung, Langeweile oder unterdrückten Zorn ausgelöst. Oft lassen sich die Gründe nicht mehr feststellen.

Doch nach dem Freßanfall kommt die Reue, die panische Angst, dick zu werden. Nur schnell die Unmengen an Nahrungsmitteln wieder loswerden! Jetzt reizen die Kranken mit dem Finger die Rachenwand, um so Erbrechen auszulösen. Meist geschieht das auf der Toilette, weil die Bulimiker selbst diesen Vorgang für unnatürlich halten und sich deshalb schämen.

Verschlimmert wird die Situation noch dadurch, daß häufig – in steigenden Mengen – Abführ- und Entwässerungsmittel eingenommen werden, um schlank zu bleiben.

Die Kranken können aus dem Teufelskreis zwischen Freßanfall und Erbrechen meist nicht allein herausfinden. In ihrer Verzweiflung greifen viele zu Alkohol, Zigaretten und Beruhigungsmitteln, und auch an Selbstmord wird gedacht.

Denn Depressionen, Schuld- und Schamgefühle quälen die Betroffenen.

Als Folge des Erbrechens wird über Kopf-, Rücken- und Herzschmerzen geklagt. Es treten aber auch Magen-, Darm- und Menstruationsbeschwerden sowie Nervosität, Erschöpfung und Lustlosigkeit auf.

Menschen »wie du und ich«

Alle Mahlzeiten regelmäßig und in Ruhe einnehmen. Mahlzeiten in Gesellschaft anderer verhindern einen Freßanfall.
Sport und Tanztherapie helfen, aufgestaute Gefühle wie Frust und Zorn abzubauen.
Bei Einsamkeit und Langeweile Kontakte zu anderen Menschen suchen, z. B. Besuch von Theater, Vorträgen der Volkshochschule.
Zu Hause keine großen Vorräte an Süßigkeiten aufbewahren.
Zwischen den Mahlzeiten Obst statt Süßigkeiten essen.

Solange die Krankheit verheimlicht werden kann, gelten Bulimiker als normale, nette Menschen, die sich gut anpassen können.

Stutzig werden sollte man, wenn jemand regelmäßig – unter Angabe fadenscheiniger Gründe – nicht mit anderen zusammen essen will, wenn gleich nach dem Essen die Toilette oder das Badezimmer aufgesucht wird, wenn auf unerklärliche Weise Nahrungsmittel verschwinden oder die Ausgaben für Lebensmittel in die Höhe schnellen.

Dann irgendwann wird die Suchtkrankheit offenkundig, und für die Bulimikerin bricht eine Welt zusammen. Denn es gibt nichts Schlimmeres für sie, als von sozialen Normen abzuweichen. Das Bekanntwerden der Krankheit hat aber auch etwas Gutes; denn hier erst ist die Bulimikerin bereit, ihre Sucht aktiv anzugehen und sich in Behandlung zu begeben.

Behandlungsmöglichkeiten

Die Eß-Brech-Süchtigen bedürfen der Therapie durch einen Psychotherapeuten. Dabei wird die Gesprächstherapie meist mit einer Verhaltenstherapie kombiniert.
Ziel der Gesprächstherapie ist es, die eigenen Stärken und Schwächen zu erkennen und Selbstvertrauen und Selbstdisziplin aufzubauen.
Bei der Verhaltenstherapie lernt die Kranke alle Gefühle und Situationen kennen, die einen Freßanfall auslösen, z. B. Einsamkeit und Versagensangst, und wie man ihnen erfolgreich begegnen kann. Ziel ist es, ein neues, normales Eßverhalten zu erlernen.
Dabei sind die hier aufgeführten homöopathischen Mittel nur im Sinne einer unterstützenden Behandlung zu verstehen.

Homöopathie

– Angstgefühle verleiten Sie zum Essen. Vor und nach der Menstruation sind Sie in weinerlicher Stimmung. Unter Streß nehmen Sie an Gewicht zu. Weitere Symptome sind Konzentrationsschwierigkeiten, juckende Kopfhaut, Haarausfall, schmerzende Augen, Gier nach Süßem, Unterleibsschmerzen und Streß-Inkontinenz, die sich durch

Husten verschlimmert. Als prämenstruelles Symptom tritt starke Erschöpfung auf. Dann sollten Sie Bärlapp *(Lycopodium D6 Tabletten)* einnehmen.

- Das Essen ist Ihr »Seelentröster« bei Kummer und Sorgen. Weiterhin sind Depressionen, Panikzustände, Gier nach Süßem, Hautausschläge, Kurzatmigkeit und geschwollene Finger für Sie typisch. Hier ist Arsentrioxid *(Arsenicum album D6 Tabletten)* angebracht.

Streß – richtig damit umgehen

Frauen leiden mehr unter Streß als Männer. Eine Erkenntnis, die in unserer Gesellschaft nicht weit verbreitet ist. Denn während der Mann in der Regel nur seinen Beruf ausübt, lasten auf vielen Frauen zahlreiche Aufgaben, die sich aus Haushalt, Mutterpflichten und häufig noch Berufstätigkeit ergeben. Da Streß Bestandteil unseres Lebens ist, gilt es, den richtigen Umgang damit zu erlernen.

Streß – was ist das?

Unter Streß versteht die Medizin einen Zustand erhöhter Alarmbereitschaft des Körpers. Unser Organismus mobilisiert bei Streß Kraftreserven und bereitet sich vor, auf Gefahren blitzschnell zu reagieren.

Das Streßphänomen stammt noch aus einer Zeit, als unsere Vorfahren in der Auseinandersetzung mit wilden Tieren, Naturgewalten und Feinden täglich um ihr Leben kämpfen mußten. Nur der Stärkere, Schnellere und Geschicktere überlebte hier.

Heute kommen wir selten in eine Situation, in der wir uns für Kampf oder Flucht entscheiden müssen. In unserer Zeit sind es andere Gefahren, in denen wir von der Streßreaktion unseres Körpers profitieren. Als Kraftfahrer läßt sie uns z. B. in einer gefährlichen Verkehrssituation blitzschnell und richtig reagieren und damit einen Unfall vermeiden.

Streß in unserem Leben

Die Gefahren, denen wir heute täglich begegnen müssen, sind viel zahlreicher als in vergangenen Zeiten. In der Wissenschaft werden Gefahren und Situationen, die eine Streßreaktion auslösen können, als Streßfaktoren (Stressoren) bezeichnet. Man unterscheidet:

- *körperliche* Streßfaktoren wie Lärm, Hitze, Kälte, Überarbeitung, Hunger, Verletzungen und Infektionen,
- *psychische* Streßfaktoren wie Angst, Unsicherheit und Depressionen,
- *soziale Streßfaktoren* wie Armut, Arbeitslosigkeit, Einsamkeit, Probleme in Beruf und Familie.

An sich ist Streß nichts Negatives. Er zeigt an, daß sich der Körper vorbereitet hat, einer besonderen Herausforderung (Streßfaktor) durch erhöhte Leistungsbereitschaft erfolgreich begegnen zu können. Aber leider geben wir heute unserem Körper nicht die Gelegenheit, die bereitgestellten körperlichen Aktivitäten auch zu nutzen. So müßte der Kraftfahrer, der eben durch eine Vollbremsung einen Un-

---

Lernen Sie, mit Streß umzugehen, und flüchten Sie nicht in den Mißbrauch von Alkohol, Nikotin und dämpfenden Medikamenten.

Versuchen Sie, den Gegebenheiten des Lebens mit einer gewissen Gelassenheit zu begegnen.

Bewegung ist das beste Mittel, um Streß abzubauen. Das Auto stehenlassen und Besorgungen mit dem Rad oder zu Fuß erledigen. Auch mal auf den Fahrstuhl verzichten und lieber Treppen steigen.

Sport – am besten zweimal wöchentlich – gilt als gutes Mittel zur Streßbewältigung. Dabei ist Sport in der Gruppe besonders sinnvoll. Man soll sich hierbei aber nicht körperlich überfordern.

Tanz – die Kombination von Musik und Bewegung – betrachtet die Wissenschaft als besonders wertvolle Methode gegen Streß.

Singen löst Ängste und intensiviert die Atmung. Lassen Sie öfters mal Ihre Stimme erklingen. Singen im Chor hilft gegen soziale Isolation.

Die Ruhe genießen und den Lärm meiden. Schalten Sie mal den Fernseher und das Radio ab, denn Lärm ist ein häufig unterschätzter Streßfaktor.

Suchen Sie den Ausgleich! Denn nicht nur Hektik und Termindruck führen zu Streß, sondern auch Langeweile und Isolation. Unternehmen Sie etwas: Reisen, Malen, Wandern, Knüpfen neuer Kontakte u. a. m.

Lernen Sie Entspannungsmethoden wie Yoga, Meditation oder autogenes Training. Denn wer sich bewußt entspannen kann, ist nicht so anfällig für Streß!

fall verhindert hat und dem die Haare zu Berge und der Angstschweiß auf der Stirn stehen, jetzt das Auto abstellen und beispielsweise einen Dauerlauf machen.

Außerdem ist es wichtig, daß wir unserem Körper zwischen den einzelnen Streßreaktionen genügend Erholungsphasen anbieten. Das ist bei den vielen Alltagsbelastungen, die auf uns einstürmen, meist nicht der Fall. Hier kann Streß krank machen. In der Medizin spricht man dann von schädlichem Streß (Dysstreß).

Auf der anderen Seite können wir ohne einen gesunden Streß, der uns zu Höchstleistungen beflügelt, nicht leben. Dieser positive Streß – auch Eustreß genannt – ist die Spannung vor neuen Aufgaben, vor Festen, Auszeichnungen, Geschäftsabschlüssen, Prüfungen und vor sportlichen Wettkämpfen.

Was passiert im Körper bei Streß?

Alle Streßfaktoren – egal, ob sie schädlichen oder gesunden Streß auslösen – verursachen eine im wesentlichen gleiche Streßreaktion im Körper. An ihr sind zwei Hormone unseres Körpers entscheidend beteiligt: Adrenalin und Noradrenalin. Sie werden vom Nebennierenmark produziert und ins Blut ausgeschüttet, wenn uns Gefahr droht. Sie versetzen uns in Alarmbereitschaft, und unter ihrem Einfluß werden alle Kraftreserven des Körpers mobilisiert.

Durch die Wirkung dieser Streßhormone schlägt das Herz schneller und kräftiger, der Blutdruck steigt, und die Pupillen weiten sich. Die Bronchien vergrößern sich, was eine tiefere Atmung ermöglicht, und der Blutzuckerspiegel als Energiequelle steigt an. Die Skelettmuskulatur wird besser durchblutet, während die Blutgefäße in der Haut sich zusammenziehen. Die Haut wird blaß, und die feinen Körperhaare richten sich auf (Gänsehaut).

Andere Organe, die während der Streßreaktion nicht benötigt werden, stellen vorübergehend ihre Funktion ein: Magen, Darm, Geschlechtsorgane.

Auch die Tätigkeit unseres Immunsystems wird reduziert: eine Erklärung, warum Menschen, die häufig unter Streß leiden, besonders anfällig gegen Infektionskrankheiten sind. Auch Krebszellen haben hier leichteres Spiel.

Auf psychischer Ebene geht die Hormonausschüttung mit einer starken Erregung einher. Alle Sinne sind hellwach. Es kann zu Angst, Schreck- oder auch Wutreaktionen kommen.

Die Signale nicht ignorieren

Wenn Streßsituationen sich häufen oder zum Dauerzustand werden, so daß wir uns nicht mehr angemessen abreagieren und erholen können, gibt der Körper eine Reihe unterschiedlicher Signale, die aber meist nicht beachtet werden.

Typisch sind Kopf-, Nacken- und Rückenschmerzen, Zähneknirschen, Zittern, gereiztes Lachen und nervöses Blinzeln, alles Zeichen einer verstärkten Muskelanspannung. Andere Anzeichen von Streß äußern sich in einem beschleunigten Puls, Herzklopfen, Schwitzen, Schluckbeschwerden und einem trockenen Mund. Werden diese Warnsignale des Körpers nicht beachtet, kommt es zu psychosomatischen oder seelischen Störungen und Krankheiten.

Unter psychosomatischen Krankheiten versteht man Erkrankungen, die keine organischen, sondern psychische Ursachen haben. Dabei schlägt das »Schicksal« meist in die Bresche, die durch erbliche Belastung und/oder Lebenswandel (Genußgifte) sowie Risikofaktoren gebahnt wurde.

Frauen neigen mehr zu erschöpfungsdepressiven und hypochondrischen Zuständen, wobei Männer mehr an psychosomatischen Krankheiten leiden: Herzkrankheiten (Angina pectoris), Kreislaufbeschwerden (Bluthochdruck), Magen- und Darmproblemen (Magenschleimhautentzündung, Magen- und Zwölffingerdarmgeschwüre), Problemen mit der Muskulatur (Schmerzen, Verspannung).

Streßbewältigung - bei jedem anders

Ein und derselbe Streßfaktor kann sich bei jedem anders auswirken. Und auch der einzelne wird auf die gleiche Situation zu verschiedenen Zeiten unterschiedlich reagieren. Denn die Streßbewältigung ist bei jedem anders ausgeprägt und von wichtigen Faktoren wie Persönlichkeitsstruktur und Temperament abhängig.

Um mit Streß vernünftiger umgehen zu können, ist es wichtig, seine persönlichen Streßfaktoren und -reaktionen im Alltag aufmerksam zu beobachten und zu analysieren. Dabei erhebt sich zuerst die Frage: Welche Streßsituationen kann ich vermeiden bzw. in ihrer Intensität reduzieren?

Das beste Beispiel ist das Autofahren. Durch eine defensive und rücksichtsvolle Fahrweise kann man die hier möglichen Streßfaktoren in Anzahl und Stärke verringern. Dabei geht es nicht nur um das Vermeiden von Streßfaktoren, sondern auch um die Wandlung der inneren Einstellung zum ganz persönlichen Streß.

Das Problem in der Streßbewältigung besteht in der Änderung der Grundeinstellung von einer negativen zu einer positiven Betrachtungsweise. Wem dies gelingt, der wird auch mit seinem Alltagsstreß besser fertig, was er an der Abnahme seiner psychosomatischen Störungen feststellen kann.

Und sollten Sie einmal vom Streß überrollt werden, daß Ihnen die Hände zittern, der Blutdruck steigt und der Schweiß aus allen Poren dringt, so gibt es ein einziges und unfehlbares Mittel: sofort alles niederlegen und auf ein leeres Blatt Papier das Wort »Ende!« schreiben, tief ausatmen und tief Luft holen. Nach einer angemessenen Pause die Tätigkeit ganz bewußt im Zeitlupentempo wiederaufnehmen. Denn »Ruhe erzwingt, was sonst nicht gelingt«!

Behandlungsmöglichkeiten

Phytotherapie

Die einzige Heilpflanze, die wirksame Hilfe gegen Streß bietet, ist der Teufelsstrauch. Andere deutsche Namen sind Taigawurzel und sibirischer Ginseng (nicht mit dem echten koreanischen Ginseng verwechseln). Da diese wertvolle Heilpflanze bei uns zuwenig bekannt ist, möchte ich etwas näher auf sie eingehen.

Russische Wissenschaftler suchten vor rund vierzig Jahren einen Ersatz für den teuren echten Ginseng und entdeckten dabei den Teufelsstrauch mit dem schwierigen lateinischen Namen Eleutherococcus senticosus. Der Teufelsstrauch, der wegen seiner nadelförmigen Stacheln so genannt wird, ist ein bis sieben Meter hoher Strauch und in Rußland (Ostsibirien, Insel Sachalin), Korea, Japan und Nordchina beheimatet. Die helfenden Wirkstoffe befinden sich in den Wurzeln. Für die Medizin wurde der Teufelsstrauch interessant, als man feststellte, daß die Wurzelinhaltsstoffe adaptogene Eigenschaften besitzen. Unter »Adaptogenen« versteht die Wissenschaft Stoffe, die den Körper in den Zustand eines erhöhten Widerstandes versetzen, um so Streßfaktoren abzuwehren und sich außergewöhnlichen Belastungen besser anzupassen.

Durch die Anti-Streß-Eigenschaften des Teufelsstrauches wird die Widerstandsfähigkeit des Menschen gegen Hitze, Kälte, Lärm, Umweltgifte, Arzneimittelnebenwirkungen und andere körperliche und seelische Streßfaktoren gesteigert. Außerdem kommt es zu einer Stärkung der körpereigenen Abwehrkräfte (Immunsystem), die bei der Bekämpfung von Infektionskrankheiten – besonders Erkältung und grippale Infekte – wichtig sind.

Als Folge der Einnahme eines Auszugs aus den Teufels-
strauchwurzeln *(Eleu-Kokk-, Eleu-Kokk M Lösung* und *Eleu-
Kokk Dragees)* tritt eine Erhöhung der geistigen, seelischen
und körperlichen Belastbarkeit ein. Darüber hinaus kann
dieses pflanzliche Arzneimittel unterstützend bei Arteriosklerose, Schlafstörungen, Erschöpfungszuständen, Rheu-
matismus und Bronchitis angewendet werden.

Aromatherapie

Auch bei Streß und seinen Folgen sollte man auf eine
Kombination wertvoller ätherischer Öle *(Frühmesner Badeöl)*
zurückgreifen. Ein Vollbad mit diesem Badeöl entspannt
nach einem hektischen Arbeitstag und macht einen fit für
die angenehmen Dinge des Feierabends.

Mineralstoffe

Viele gesundheitsbewußte Menschen kennen Magnesium
als Anti-Streß-Mineralstoff. Und so wirkt er: Die Tätigkeit
der Herzmuskelzellen wird im wesentlichen von den Mineralstoffen Calcium und Magnesium bestimmt, die sich wie
Gegenspieler verhalten. Dabei treibt Calcium das Herz an,
während Magnesium die Calciumfunktion dämpft, auf das
Herz beruhigend und ausgleichend einwirkt und verhindert, daß der »Motor« heißläuft und womöglich durch-
brennt.
Hinzu kommt, daß bei Streß die Magnesiumaufnahme aus
dem Magen-Darm-Trakt verringert und die Magnesiumaus-
scheidung aus dem Körper über den Urin verstärkt wird. Die
Folge ist, daß nun nicht mehr ausreichend Magnesium im

Körper vorhanden ist, um dem Streß entgegenzuwirken, obwohl gerade jetzt das Herz besonders viel Magnesium benötigt. Deshalb führt Streß bei vielen Menschen zu Herzproblemen: Schmerzen und Beklemmungsgefühle im Herzbereich, Herzrhythmusstörungen, erhöhtem Blutdruck und starkem Herzklopfen, das abends am Einschlafen hindert. Wenn nichts dagegen unternommen wird, droht die Katastrophe, der Herzinfarkt.

Daher ist es besonders wichtig, in Streßsituationen ausreichend Magnesium von außen zuzuführen. Denn genügend Magnesium im Körper bremst den antriebssteigernden Effekt des Calciums auf unser Herz und läßt es auch in Streßsituationen ruhig und gleichmäßig arbeiten. Man sollte aber nicht irgendein Magnesiumpräparat einnehmen, sondern bewußt ein Medikament mit dem Wirkstoff Magnesiumorotat *(Magnerot Classic Tabletten)* wählen. Denn Magnesiumorotat bietet einen doppelten Herzschutz. Die hier neben dem Magnesium enthaltene Orotsäure – eine natürliche Substanz – stärkt das Herz, beugt Herzrhythmusstörungen vor, transportiert Magnesium in die Zellen, wo es gebraucht wird, und hält es hier fest.

Bach-Blütentherapie

In akuten Streßsituationen, wo man glaubt, es geht nicht mehr weiter, kann man es mit den Notfalltropfen *(Rescue)* versuchen. Sie sind eine Kombination von Springkraut, Waldrebe, Sonnenröschen, Kirschpflaume und Milchstern. Dosierung: in Krisensituationen alle 5 bis 10 Minuten bis zu einer Besserung jeweils 4 Tropfen auf die Zunge geben und dort belassen.

Schlafstörungen –
ein Übel unserer Zeit

In Deutschland klagen rund 15 Prozent der Erwachsenen über ernste Schlafstörungen. Fast jeder zweite nimmt gelegentlich oder gar regelmäßig Schlafmittel ein, was allerdings nicht förderlich für einen gesunden und erholsamen Schlaf ist.

Was ist Schlaf?

Seit seiner Existenz beschäftigt sich der Mensch mit dem Phänomen Schlaf. Erst in unserem Jahrhundert begann mit der Erfindung eines Verfahrens zur Messung bioelektrischer Hirnströme (Elektroenzephalographie, EEG) durch den Psychiater Hans Berger im Jahr 1929 die Ära der wissenschaftlichen Schlafforschung.

Heute steht fest, daß der Schlaf kein passiver Zustand ist, sondern sich durch eine veränderte Hirntätigkeit vom Wachzustand unterscheidet. Demnach stellt der Schlaf auch keine Bewußtlosigkeit dar, vielmehr ist er eine Bewußtseinsänderung mit entsprechenden vegetativen Reaktionen und dem Erlöschen zielgerichteter Bewegungen. Hierbei kommt es zu speziellen Bewußtseinsphänomenen (Träume). Die Wahrnehmungsbereitschaft bleibt während des Schlafes erhalten.

Man nimmt an, daß der Schlaf von einer oder mehreren sogenannten »inneren Uhren« des zentralen Nervensystems als Teil eines 24-Stunden-Rhythmus gesteuert wird. Schlafen ist eine aktive, lebensnotwendige Körperfunktion, die in fast allen Organen durch Regenerations- und Aufbauprozesse gekennzeichnet ist.

Die Mechanismen des Schlafes

»Schlaf ist nicht gleich Schlaf!« Dieses Forschungsergebnis ist von großer Bedeutung, denn der Schlafzustand setzt sich aus verschiedenen Schlafarten zusammen. Die Experten unterscheiden zwischen dem »langsamen« und dem »schnellen« Schlaf.

Beide Arten leiten sich von verschiedenen Gehirnströmen ab, die das EEG während der Nacht aufzeichnet. »Langsamer« Schlaf ist durch langsame Delta-Gehirnströme charakterisiert. Bei diesem Delta-Schlaf, auch Non-REM- oder Tiefschlaf genannt, laufen die Organe auf »Sparflamme«. Atmung, Herzschlag und Blutdruck sind vermindert, die Muskulatur entspannt sich, das Gehirn kommt zur Ruhe, und der Schlafende erholt sich.

Beim »schnellen« Schlaf dominieren die schnellen Beta-Gehirnströme, die denen des Wachzustandes ähneln. Deshalb heißt diese Schlafart auch »paradoxer« oder REM-Schlaf. REM ist die Abkürzung von »rapid eye movement«, d. h. schnelle Augenbewegung, die während dieser Phase zu beobachten ist.

Im REM-Schlaf träumt der Mensch, auch wenn er beim Erwachen häufig nichts mehr davon weiß. Die Hirnfunktion ist nicht abgeschaltet, sondern es kommt im Unterbewußtsein zu einer Auseinandersetzung mit den Problemen des vergangenen Tages. Wichtige Tagesinformationen werden geordnet und im Langzeitgedächtnis gespeichert. Dabei wandern die Augäpfel hinter den geschlossenen Lidern unruhig hin und her.

Wie Untersuchungen ergaben, wechseln während des Schlafes 90 Minuten Non-REM-Schlaf und 20 Minuten REM-Schlaf einander ab. In der Nacht durchlaufen wir vier bis sechs solcher Non-REM-und-REM-Schlaf-Zyklen, wobei die echten Tiefschlafphasen von Mal zu Mal kürzer werden. Wie man heute weiß, ist für das Wohlbefinden der normale Wechsel dieser beiden Schlafarten von großer Bedeutung.

Die Ursachen für Schlafstörungen

Friedrich von Schiller (1759–1805), der an Schlafstörungen litt, beklagte sich darüber in einem Brief an seinen Dichterfreund Goethe: »Leider habe ich durch Schlaflosigkeit und fatales Befinden wieder etliche schöne Tage für meine Geschäfte verloren.« So wie Schiller geht es den meisten Menschen, denen Schlaf fehlt. In der Nacht kommen sie nicht zur Ruhe. Am Tag sind sie müde, nervös und gereizt, können sich nicht auf ihre Aufgaben konzentrieren und sind nicht so leistungsfähig wie andere.

Erlernen Sie als Einschlafhilfe das autogene Training!

Wann mit Schlafstörungen zum Arzt? Bei Schlafstörungen durch organische Krankheiten und endogene Psychosen.

Klären Sie Ihre Probleme tagsüber, wenn nötig, mit Arbeitskollegen, Angehörigen oder dem Arzt.

Der Volksmund rät: Um gut schlafen zu können, müssen der Magen leer, das Gewissen ruhig und die Füße warm sein.

Schlafstörungen haben sich zu einer Volkskrankheit entwickelt, die alle sozialen Schichten und Altersgruppen erfaßt. Voraussetzung für eine erfolgreiche Behandlung von Schlafstörungen ist die Analyse der Ursachen. Dies kann man selbst tun oder in Zusammenarbeit mit einem Arzt. Die Medizin unterscheidet folgende Arten von Schlafstörungen:

– *Exogene* Schlafstörungen werden durch äußere Faktoren wie ein geänderter Wach-schlaf-Rhythmus (Schichtarbeiter), ungewohnte Klimabedingungen, zuviel Bohnenkaffee oder einen übervollen Magen, aufregende Filme oder Lektüre und störende Geräusche verursacht.

– *Funktionelle* Schlafstörungen kommen am häufigsten vor und haben für die Selbstmedikation die größte Bedeutung. Diese Schlafstörungen sind rein nervös bedingt, d. h., ihnen liegen weder organische Krankheiten noch endogene Psychosen zugrunde. Bei funktionellen Schlafstörungen sind es oft übertriebene Sorgen und angehäufte Konflikte, welche die Nachtruhe rauben. Meist führt unser vielfach gehetzter, überaktiver Lebensstil zu dieser

---

Manche halten den Liebesakt für das beste Schlafmittel, da sich nach dem sexuellen Höhepunkt ein Gefühl völliger Entspannung einstellt.

Sorgen Sie für gute Luft und die richtige Temperatur (16 bis 18 °C) im Schlafzimmer!

Am Abend nicht zu spät und zu schwer essen.

Das Schlafzimmer sollte der ruhigste Raum in der Wohnung sein.

Form der Schlafstörungen. Alle an funktionellen Schlafstörungen Leidenden sollten sich bewußtmachen: Was
wir tagsüber als Problem nicht anerkennen, also »ver-
drängen«, ist oft nachts nicht zu verheimlichen – und
raubt uns den Schlaf. So ist der Schlaf ein zuverlässiger
Gradmesser für unseren seelischen Zustand.

– Schlafstörungen *bei organischen Leiden*: Bei diesen Schlafstörungen muß die Behandlung des Grundleidens im
Mittelpunkt stehen. Organisch bedingte Schlafstörungen
werden durch Asthma, Rheuma, Venenerkrankungen,
Kopfschmerzen, Krankheiten im Magen-Darm-Bereich,
Herzleiden und Durchblutungsstörungen des Gehirns
ausgelöst.

– Schlafstörungen *durch endogene (angeborene, durch Gene
bedingte) Psychosen*: Hier besitzen Depressionen die größte
Bedeutung, denn Schlafstörungen sind ein typisches
Symptom für eine Depression. Bei dieser Form der
Schlafstörungen ist die Selbstmedikation nicht ange-
bracht, sondern die Hilfe des Arztes.

Tatsache ist, daß viele Menschen das Ausmaß ihrer Schlafstörungen überbewerten. Sie schätzen ihre Schlaf- und Ein-
schlafdauer nicht richtig ein. Klagen am Morgen, sie hätten
die ganze Nacht kein Auge zugetan, dabei haben sie den
größten Teil der Nacht fest geschlafen.
Beim Erwachsenen findet sich am häufigsten eine Schlafdauer von sieben bis acht Stunden, jedoch wird eine Schlaf-
zeit von fünf bis zehn Stunden täglich durchaus als normal
angesehen.
Auch die Folgen der Schlaflosigkeit werden häufig übertrieben. Selbst bei einer etwas länger anhaltenden Schlaflosigkeit sind keine ernsten körperlichen oder psychischen Schäden zu erwarten. Es sei denn, daß schon seit geraumer Zeit

ein Mißbrauch mit synthetischen Schlafmitteln getrieben wurde.

Wichtig ist, sich bewußtzumachen, daß sich der Körper den dringend benötigten Schlaf selbst holt, notfalls sogar gegen den Willen des Betroffenen.

Synthetische Schlafmittel erzwingen über eine Dämpfung der Gehirntätigkeit Schlaf, wobei der natürliche Schlafablauf – und hier besonders der wichtige REM-Schlaf – gestört wird. Da diese Mittel sehr langsam aus dem Körper ausgeschieden werden, kommt es auch noch am nächsten Tag zu Müdigkeit und verminderter Konzentrations- und Reaktionsfähigkeit. Außerdem zwingt die Wirkungsabnahme der synthetischen Schlafmittel zu einer Dosiserhöhung und führt zum Zustand der Abhängigkeit. Diese Probleme sind bei Naturheilmitteln nicht zu befürchten.

Behandlungsmöglichkeiten

Phytotherapie

In der Volksmedizin gilt warme Milch mit Honig als Schlaftrunk.

- Bei Ein- und auch Durchschlafstörungen hat sich eine Kombination von Baldrian und Hopfen *(Boxocalm Beruhigungsdragees)* bewährt, da sich beide Heilpflanzen in ihrer beruhigenden, innerlich ausgleichenden und schlaffördernden Wirkung sinnvoll ergänzen.
Teemischung: Dieser Tee hilft bei nervlicher Überlastung, Unruhe und Schlafstörungen:

Johanniskraut	2 Teile,
Melissenblätter	2 Teile,
Baldrianwurzel	2 Teile,
Hopfenzapfen	1 Teil,
Fenchelfrüchte	1 Teil,

Zubereitung: Aufguß.

Dosierung: 3mal täglich 1 Tasse oder vor dem Schlafengehen 1 bis 2 Tassen.

Alkohol als Schlafmittel ist problematisch. Größere Mengen Alkohol wirken sich störend auf das Schlafen aus. Meist schläft man mit Alkohol schneller ein, wacht aber dann auf und liegt oft stundenlang wach.

Obwohl viele Menschen beim Fernsehen einschlafen, ist es doch kein empfehlenswertes Schlafmittel. Das hektische Geflimmere löst oft eine innere Unruhe aus, die später beim Einschlafen hindert.

Homöopathie

– Sie sind ein sensibler Mensch, besitzen ein nervöses Temperament, sind meist fröhlich und ausgelassen und machen unentwegt Pläne. Deshalb können Sie auch nicht abschalten. Auch nachts ist Ihr Geist überaktiv. Die nervöse Erregbarkeit kann sich in Kopfschmerzen, Herzklopfen, Zahnschmerzen und Durchfall niederschlagen. Frische Luft oder Kälte verschlimmern die Beschwerden. Besser geht es Ihnen bei Wärme und im Liegen. Treffen diese Beschwerden auf Sie zu, dann ist Kaffee *(Coffea D12 Globuli)* das richtige Mittel.

– Wenn Sie ein »Arbeitstier« sind und auch im Bett nicht

abschalten können, sollten Sie die Brechnuß *Nux vomica D12 Globuli)* einnehmen. Außerdem gehen Sie meistens spät ins Bett, wachen meist schon früh auf und können trotz Müdigkeit nicht mehr einschlafen. Morgens sind Sie oft unausstehlich und müde. Körperlich leiden Sie unter Verdauungsbeschwerden, Bauchschmerzen und krampf-haften Verspannungen. Die Beschwerden verschlim-mern sich bei Kälte. Besser geht es Ihnen in Ruhe und Wärme.

– Sorgen und Angst lassen Sie trotz Müdigkeit nicht schla-fen. Bei Unterhaltungen oder Arbeit sind Sie immer aufgeregt und nervös, denn im Grunde Ihres Wesens sind Sie ein schüchterner Typ. Oft haben Sie ein Taubheitsge-fühl oder Krämpfe in den Gliedern, besonders nachts. Hier hilft Grauer Amber *(Ambra D6 Globuli).*

Aromatherapie

– Zum Abschalten nach einem hektischen Arbeitstag und schlaffördernd wirkt *Lavendelöl.* Entweder benutzt man dieses Öl in der Duftlampe, oder man gibt es in Honig oder Kaffeesahne verrührt in ein warmes Vollbad.

– Beruhigende und innerlich ausgleichende Eigenschaf-ten besitzen auch *Melissen-, Bergamotte-* und *Rosenöl.* Sie werden zum Inhalieren am besten in der Duftlampe verwendet.

Wenn seelische und körperliche Erschöpfung die Ursache für die Schlafstörungen darstellt, sollte die Olive *(Olive)* zur Anwendung kommen.

Kneipp-Therapie

- Viele haben gute Erfahrungen mit einem *kalten Armbad* als schlafförderndes Mittel gemacht. Es ist unmittelbar vor dem Schlafengehen zu nehmen.
- Wer es verträgt, sollte vor dem Schlafengehen ein *kaltes Halbbad* durchführen und danach gleich ins Bett gehen. Es hat manchem schon bei hartnäckiger Schlaflosigkeit geholfen.
- Bei Schlafstörungen kann man es auch mit einem *kaltem Fußwickel* versuchen.

Das Chronische Müdigkeitssyndrom –
immer erschöpft und schlafbedürftig

Patientinnen mit dem Chronischen Müdigkeitssyndrom (CMS) fühlen sich erschöpft und ausgelaugt. Alles fällt ihnen schwer, und eine bleierne Müdigkeit lastet auf ihnen. Schlafen und immer nur schlafen ist ihr größter Wunsch.

Eine umstrittene Krankheit

Das Chronische Müdigkeitssyndrom (CMS) besitzt noch viele andere Namen: Islandkrankheit, postvirales (Erschöpfungs-)Syndrom, Yuppie-Grippe u. a.
Die Vielzahl unterschiedlicher Namen charakterisiert das Dilemma dieser umstrittenen Krankheit: Es gibt noch keine Diagnose, mit der CMS einwandfrei feststellbar ist. Außerdem existiert eine Reihe von Erkrankungen, wo ebenfalls Erschöpfung und Müdigkeit typisch sind.
Wenn wir den wissenschaftlichen Streit einmal außer acht lassen, so läßt sich das Chronische Müdigkeitssyndrom am besten durch einen Vergleich erklären: Stellen Sie sich vor, der gesamte Energievorrat unseres Körpers gleiche einem Konto auf der Bank. Menschen, die an CMS erkranken, haben ihr Energiekonto überzogen, und das wochen-, monate- oder manchmal sogar jahrelang. Sie fühlen sich ausgelaugt und müde und haben auf ihrem Energiekonto keine Reserven mehr.

Infektionen – ein häufiger Auslöser

Wenn jetzt eine Infektionskrankheit dazukommt, wird es kritisch, denn auch das »Konto Immunsystem« besitzt keine Energie mehr, um schnell mit der Infektion fertig zu werden. Das Immunsystem kann nicht mehr normal arbeiten, und auch der Körperstoffwechsel kommt aus dem Gleichgewicht – wie, das ist noch ein Geheimnis.

Tatsache ist, daß am Anfang des CMS oft eine Virusinfektion (Grippe) oder grippeähnliche Beschwerden der Atemwege oder des Verdauungstrakts mit Erbrechen und Durchfall stehen. Doch statt sich nach der Infektionskrankheit zu erholen, gleiten die Kranken in einen Zustand lang anhaltender Erschöpfung. Bleierne Müdigkeit nach geringen körperlichen Belastungen sind typisch für diese Krankheit.

Gleichzeitig stellen sich weitere körperliche Beschwerden ein: Kopfschmerzen, Kreislaufstörungen, erhöhte Körpertemperatur, Lymphknoten- und Mandelschwellungen sowie Muskel- und Gelenkschmerzen.

Im geistigen Bereich äußert sich das CMS als Gedächtnis- und Konzentrationsschwäche, die Unfähigkeit, fehlerfrei zu sprechen und Gesprochenes zu verstehen.

Die psychischen Symptome sind Angstzustände, Depressionen, Reizbarkeit, Tränenausbrüche und die Unfähigkeit, Streßsituationen zu bewältigen.

Folgende Faktoren begünstigen CMS:
zuwenig Ruhe, Vitamin- und Mineralstoffmangel, ungesunde Ernährung, Pilzinfektionen, Nahrungsmittelallergien, Umweltverschmutzung, Darmparasiten (Würmer), zuwenig Schlaf.

Schätzungen sprechen von rund einer Million Menschen, die an dieser Krankheit leiden, die aber oft nicht erkannt wird.

Andere Erkrankungen ausschließen

Leider ist das Chronische Müdigkeitssyndrom nur zu erkennen, wenn andere Krankheiten, die auch Erschöpfung und Müdigkeit auslösen, vom Arzt ausgeschlossen werden. Dazu gehören:

– Eisenmangel (Anämie),
– Jodmangel (Schilddrüsenunterfunktion),
– Hypotonie (niedriger Blutdruck),
– andere Infektionskrankheiten (z. B. Tuberkulose) und
– Lebererkrankungen.

Was kann man selbst tun?

Die CMS-Kranken benötigen in erster Linie Ruhe. Dies kann in schweren Fällen sogar Bettruhe bedeuten. Gleichzeitig muß körperlicher und seelischer Streß reduziert werden, um dem Körper Zeit zur Regeneration zu gewähren.

Die Naturheilkunde bietet Möglichkeiten, das Immunsystem zu stärken und den Körperstoffwechsel anzuregen.

Behandlungsmöglichkeiten

Phytotherapie

– Der Purpursonnenhut *(Echiherb Tabletten* und *Tropfen)* leistet bei der Kräftigung des Immunsystems wertvolle Dienste. Eine rechtzeitige prophylaktische Anwendung kann in der naßkalten Jahreszeit vor Infektionskrankheiten (Erkältung, Grippe) schützen, die das CMS auslösen können.

– Bei einem Chronischen Müdigkeitssyndrom, das besonders auf intensiven seelischen und körperlichen Streß zurückzuführen ist, kann man es mit dem Teufelsstrauch *(Eleu-Kokk-, Eleu-Kokk M Lösung* und *Eleu-Kokk Dragees)* versuchen. Diese Heilpflanze hilft bei der Bewältigung von Streßsituationen und stimuliert die Abwehrkräfte des Körpers.

– Bei Erschöpfungszuständen, Müdigkeit, Leistungsabfall und nervlicher Schwäche ist eine kurmäßige Anwendung von Blütenpollen *(Melbrosia Kapseln)* sinnvoll, da sie wertvolle Aufbaustoffe, z. B. Eiweiße, Mineralstoffe, Kohlenhydrate und Vitamine, enthalten.

Homöopathie

– Sie leiden unter großer körperlicher und geistiger Schwäche. Typisch sind Teilnahmslosigkeit, Konzentrationsunfähigkeit, Schlaflosigkeit (aber dafür Tagesschläfrigkeit), Kopfschmerzen mit Blutandrang, allgemeine Gliederschwäche, Magenbeschwerden und Blähungen. Eine Verschlimmerung tritt nachts auf und durch Kälte. In der Wärme geht es Ihnen besser! Trifft dieses Beschwerdebild auf Sie zu, dann nehmen Sie Phosphorsäure *(Acidum phosphoricum D6 Tabletten)*.

– Sie leiden unter allgemeiner Schwäche, Erschöpfung und Müdigkeit. Schon kleine Anstrengungen belasten Sie übermäßig. Als weitere Störungen klagen Sie über Appetitlosigkeit, Völlegefühl, schwächende Durchfälle nach den Mahlzeiten, Angst und Depression. Wenn Schwindelgefühl, Ohrensausen, Herzklopfen und Kopfschmerzen hinzukommen, ist Chinarindenbaum *(China D6 Tabletten)* ratsam.

Vitamine

– Vitamin E *(Vitamin E 100 mg Jenapharm Kapseln)* fängt den Körper belastende Radikale ab und fördert die Leistungsfähigkeit des Körpers.
– Vitamin C *(Cetebe Kapseln)* stärkt das Immunsystem des Menschen, beugt Infektionskrankheiten vor und neutralisiert schädliche freie Radikale.
– Betacarotin *(Beta-Carotin 15 mg Ratiomed Kapseln)* bekämpft ebenfalls freie Radikale und unterstützt so die Überwindung des Chronischen Müdigkeitssyndroms.

Spurenelemente

Selen *(CellLife Selenium Tabletten 50 und 100 Mikrogramm)* ist wichtiger Bestandteil eines körpereigenen Enzyms, das der Körper zum Abfangen freier Radikale benötigt.

Enzymtherapie

Eine Kombination pflanzlicher und tierischer Enzyme *(Wob-enzym N Dragees)* unterstützt den Körper wirksam bei der Bekämpfung von Infektionskrankheiten.

Niedriger Blutdruck – immer müde und ohne Schwung

Fast drei Millionen Deutsche – meist Frauen – leiden an niedrigem Blutdruck, an Hypotonie. Obwohl die Hypotonie keine gefährliche Erkrankung ist, können ihre Symptome Lebensfreude und Leistungskraft erheblich beeinträchtigen.

Im Gegensatz zum hohen Blutdruck, dem mit natürlichen Arzneimitteln allein nicht so leicht beizukommen ist und der ärztlich behandelt werden muß, bietet die Naturheilkunde für Hypotoniker(innen) zahlreiche wirksame Mittel.

Hypotoniker gelten oft als Simulanten

Die Betroffenen sind morgens wie benommen: Sie fühlen sich müde und schwindlig und haben Schwierigkeiten, in

> Vorsicht beim Aufstehen! Nicht plötzlich aus dem Bett springen. Geben Sie Ihrem Körper Zeit, das Blut in Ruhe umzuverteilen. Deshalb sich zuerst im Bett aufsetzen, dann die Beine aus dem Bett hängen und dann erst aufstehen.
>
> Ein bis zwei Tassen Kaffee oder Tee am Morgen bringen den Kreislauf in Schwung. Doch als Dauermittel ist Koffein nicht geeignet, da sich der Körper daran gewöhnt und der anregende Effekt verlorengeht.

den »Alltagstrott« zu kommen. In der Familie und im Betrieb gelten sie als »Morgenmuffel«.

Reichlich trinken füllt den Kreislauf auf, am besten Mineralwasser. Alkohol ist ungeeignet, denn er ist ein »Schlaffmacher«, der die Blutgefäße erweitert.

Doch damit nicht genug! Sie leiden häufig unter Kopfschmerzen, Ohrensausen, Herzklopfen, Schweißausbrüchen, Flimmern und Schwarzwerden vor den Augen. Oftmals gelingt es ihnen nicht, einen klaren Gedanken zu formulieren. Häufig treten diese Beschwerden akut in Bewährungssituationen auf, in Prüfungen, im Beruf und in der Familie. Immer dann, wenn es einmal »hart auf hart« geht. Bei vielen hat sich daraus schon eine regelrechte Versagensangst entwickelt.

Kein Wunder, daß diese Störungen die Leistungsfähigkeit und Lebensfreude der Betroffenen erheblich beeinträchtigen können. Und mancher ist schon von Arzt zu Arzt »gepilgert«, erfüllt von der unheilvollen Ahnung, eine schwere Krankheit in sich zu haben.

Dabei lassen sich alle diese Beschwerden auf eine einfache Ursache zurückführen: einen zu niedrigen Blutdruck.

Welche Aufgaben hat das Blut?

Unser roter Lebenssaft, das Blut, hat die Aufgabe, Sauerstoff, Nährstoffe, Wärme, Wasser und Hormone zu den einzelnen Körpergeweben zu transportieren und für den Abtransport von Stoffwechselschlacken zu sorgen. Darüber hinaus obliegt ihm die Abwehr von Infektionskrankheiten. Für dieses lebensnotwendige Transportunternehmen be-

sitzt ein Erwachsener ca. 5 Liter Blut, die vom Herzen un-
aufhörlich durch ein geschlossenes System – den Kreislauf – gepumpt werden. Dabei werden die vom Herzen weg-
führenden Blutgefäße als Arterien und die zum Herzen
zurückführenden Gefäße als Venen bezeichnet.

Die Pumpleistung unseres Herzens ist enorm: Bereits in
Körperruhe preßt es in einer Minute 5 bis 7 Liter Blut in den
Kreislauf. Hierzu schlägt es sechzig- bis siebzigmal. Bei kör-
perlicher Belastung paßt sich die Herztätigkeit der neuen
Situation automatisch an, es wird so viel Blut zu den einzel-
nen Organen transportiert, wie diese zur Erfüllung ihrer
Aufgaben benötigen.

Blutdruckmessen ist wichtig

Als Maßstab für die Tätigkeit des Herzens und die ausreichende Versorgung der einzelnen Organe mit Blut dient die
Messung des Blutdrucks.

Dabei kann man sich am besten den Blutfluß in den Gefä-
ßen ähnlich wie die Wellenbewegungen des Meeres vorstel-
len. Bei jeder Kontraktion des Herzens (Systole) wird ein
»Schub« Blut in die Arterien gedrückt. Der Blutdruck ist in
dieser Phase am höchsten und wird in der Medizin als
systolischer Blutdruck bezeichnet.

Beim Erschlaffen des Herzens (Diastole) fällt der Blutdruck
deutlich ab. Die Tatsache, daß auch in der Erschlaffungs-
phase noch ein Blutdruck meßbar ist, liegt darin begründet,
daß in der Kontraktionsphase die elastischen Blutgefäße
gedehnt werden und dann ihre Spannung in der Erschlaf-
fungsphase wieder abgeben. Dadurch wird verhindert, daß
das Blut zwischen zwei Schlägen gewissermaßen stehen-
bleibt.

Ein Meßwert von z. B. 120 mm Hg bedeutet, daß das Herz während der Kontraktion (Systole) einen Druck erzeugt, der in der Lage ist, eine Quecksilbersäule von 120 mm Quecksilber im Gleichgewicht zu halten.

Bei der Messung werden immer zwei Blutdruckwerte angegeben, wobei der erste – der höhere – Wert den systolischen Druck und der zweite Wert den diastolischen Druck darstellt. Die Höhe der Werte sagt aus, ob der Blutdruck zu niedrig, normal oder zu hoch ist:

- unter 100/70 mm Hg: niedriger Blutdruck (Hypotonie),
- unter 140/80 mm Hg: normaler Blutdruck,
- unter 160/95 mm Hg: kontrollbedürftiger Grenzbereich,
- über 160/95 mm Hg: Bluthochdruck (Hypertonie).

Lieber zu niedrig als zu hoch

Eine Hypotonie kann eine Reihe von Ursachen haben: starke Gewichtsreduzierung, Stoffwechselerkrankungen, Hormonstörungen, Blut- und Flüssigkeitsverluste sowie Erkrankungen des Herzens.

Doch bei den meisten Hypotonikern liegt keine nachweisbare Ursache vor. Der niedrige Blutdruck ist anlagebedingt, sozusagen eine »persönliche Eigenschaft«. Ein Teil der Betroffenen weiß gar nichts davon, da die eingangs geschilderten Beschwerden bei ihnen nicht auftreten.

Viele – besonders Frauen – leiden jedoch an Kreislaufstörungen. Hier liegt eine Fehlregulation des kreislaufeigenen Nervensystems vor, die zu Störungen in der Blutverteilung im Körper führt. Dabei ist eine relative Blutleere im Gehirn für die meisten Beschwerden verantwortlich.

Doch einen Trost gibt es. Eine alte Volksweisheit sagt: »Hypotoniker leben lang und schlecht, Hypertoniker (Blut-hochdruck) leben kurz und gut!« Die Statistik bestätigt dies: Mit zu niedrigem Blutdruck kann man hundert Jahre alt werden, da der ganze Organismus sozusagen auf »Sparflam-me arbeitet«. Niedriger Blutdruck führt im Gegensatz zum hohen nicht zu Dauerschäden im Körper. Und gegen die Kreislaufbeschwerden bei Hypotonie läßt sich viel tun, wo-bei aber ein aktives »Mitwirken« gefragt ist.

Behandlungsmöglichkeiten

Phytotherapie

– Heilpflanzen wie Adonisröschen, Maiglöckchen, Olean-der und Meerzwiebel *(Miroton Lösung und Dragees)* enthal-ten Glykoside, die die Herztätigkeit mild anregen und unangenehme Kreislaufbeschwerden sowie Gleichge-wichtsstörungen beseitigen.
– Die Kombination von Weißdorn und Kampfer *(Korodin Herz-Kreislauf-Tropfen)* hat sich ebenfalls bei vegetativen Herz- und Kreislaufstörungen und niedrigem Blutdruck bewährt.

Gartenarbeit, Bewegung und Sport sind für den Kreislauf ge-sund. Von den Sportarten sind besonders Gymnastik, Wald-lauf, Tennis, Federball, Schwimmen, Rudern und Radfahren zu empfehlen.

Sommerliche Temperaturen und Sonnenbäder sind Gift für die Hypotonikerin, denn Hitze erweitert die Blutgefäße. Es »versackt« mehr Blut, und der Rückfluß zum Herzen ver-schlechtert sich.

Homöopathie

Es ist eine Kombination von Weißdorn, Maiglöckchen, Adonisröschen, Baldrian, Königin der Nacht, Tabak und Äther *(Angioton S Lösung)* zu empfehlen.

Biochemie

Eisen, hier als Eisenphosphat *(Ferrum phosphoricum D6 Tabletten)* vorliegend, hat nicht nur große Bedeutung für die Bildung des Blutfarbstoffs Hämoglobin, sondern wird auch bei Hypotonie angewendet.
Dosierung: 6mal täglich 2 Tabletten.

Aromatherapie

Rosmarinöl wirkt anregend auf Herz und Kreislauf und ist als Mittel gegen niedrigen Blutdruck bekannt. Eine bewährte Kombination von Rosmarin-, Lavendel-, Eukalyptus- und Fichtennadelöl *(Frühmesner Badeöl)* gilt deshalb als pflegendes Gesundheitsbad für Körper und Geist. Die Nerven werden beruhigt, der Kreislauf »auf Touren« gebracht, die Atemwege werden frei, und ein Gefühl der Frische erfaßt den ganzen Körper.

Kneipp-Therapie

Wechselduschen warm/kalt erweitern bzw. verengen abwechselnd die Blutgefäße und stellen ein einfaches, aber wirksames Kreislauftraining dar. Dabei beginnt man mit dem

Wasserstrahl an den Füßen und führt ihn dann langsam herzwärts.

Natürlich gehört einige Überwindung dazu, aber wer sich einmal daran gewöhnt hat, möchte diese kreislaufanregende Wasserkur nicht mehr missen.

Auch der regelmäßige *Saunabesuch* ist eine Möglichkeit der Kreislaufstabilisierung.

Schwache Venen –
eine Volkskrankheit

Erkrankungen der Beinvenen gehören zu den Volkskrankheiten. Jede zweite Frau und jeder fünfte Mann in Deutschland haben Probleme durch Krampfadern. Rund acht Millionen Deutsche leiden an den Folgen chronischer Venenschwäche, und bei über einer Million entwickelten sich aus kranken Venen die schlecht heilenden Unterschenkelgeschwüre. Eine traurige Bilanz! Deshalb gilt es besonders bei Venenschwäche, frühzeitig mit der Behandlung zu beginnen.

Wie unsere Venen funktionieren

Aufgabe der Venen ist es, das verbrauchte, sauerstoffarme Blut zum Herzen zurückzutransportieren. Dabei müssen besonders die Venen in den Beinen Schwerstarbeit leisten. Schließlich muß das Blut von den Füßen mehr als einen Meter »bergauf« fließen, wobei das eigene Körpergewicht auf die Blutgefäße drückt.
Ein spezieller Motor für diesen Rückfluß steht nicht zur Verfügung, und doch besitzt unser Körper einige wirksame »Hilfsmittel«, die den Rückfluß des Blutes aus den Beinen zum Herzen erleichtern.

– Die *Muskelpumpe:* Der Rücktransport des Blutes wird
  durch die Tätigkeit der Wadenmuskeln aktiviert. Jeder

Schritt preßt die Venen zusammen und drückt durch die sich öffnenden Venenklappen das Blut nach oben.

- Die *Venenklappen* sind sackartige Ausstülpungen der Venenwände, die das Blut nur in eine Richtung, nämlich herzwärts, fließen lassen. Erschlafft die Beinmuskulatur, so schließen sich die Venenklappen, und ein Rückfließen des Blutes wird unmöglich.

- Die *Atmung* und *Herztätigkeit:* Durch ihre Saugwirkung (Unterdruck im Brustraum und Herzkammer) erleichtern sie den venösen Rückfluß.

Was die Venen krank macht

Leider gibt es eine ganze Reihe von sogenannten Risikofaktoren, die die normale Tätigkeit der Venen beeinträchtigen und Venenerkrankungen verursachen.

Meist liegt eine vererbte Veranlagung zur Krampfadernbildung in Form von zu schwachen Venenwänden vor. Irgendwann können die Venenwände dem Druck des fließenden Blutes nicht mehr standhalten. Die Venen erweitern sich, bilden Schlängelungen und Knoten und werden so als Krampfadern, in denen der Blutrückfluß gestört ist, sichtbar.

Früher galten Krampfadern als Zeichen des Alterns. Doch wie Untersuchungen ergaben, haben bereits 40 Prozent aller zwanzig- bis vierundzwanzigjährigen Frauen Probleme mit den Beinen und auch Krampfadern.

Die Hormonumstellung während der Schwangerschaft führt häufig zu einer Bindegewebsschwäche, die die Krampfadernentstehung begünstigt. Und auch die Antibabypille fördert diese Entwicklung.

Besonders treten Krampfadern bei Personen auf, die stän-

dig sitzend oder stehend arbeiten. Hierzu zählen Verkäufer,
Lehrer, Friseure, Kellner und Büroangestellte. Aber auch
Nikotin, Alkohol, Übergewicht, ungesundes Schuhwerk
(Stöckelschuhe) und Wärme spielen bei der Entstehung
von Krampfadern eine Rolle.

Das Versacken des Blutes in den Beinvenen führt zu einer
Behinderung des Rückstroms zum Herzen. Außerdem tritt
in den »Stauungsbezirken« Flüssigkeit aus den Venen ins
umgebende Gewebe. Diese Flüssigkeitsansammlungen
(Ödeme) werden als Schwellungen der Beine sichtbar. Sie
verursachen Spannungen und Ernährungsstörungen der
Haut, aus denen sich Hautveränderungen, Ekzeme und
schließlich »offene Beine« (Unterschenkelgeschwüre) entwickeln können.

In den kranken Venen, in denen auch die Venenklappen
nicht mehr funktionieren, kommt es häufig zur Venenentzündung, die sich in Rötung, Schwellung, Druckempfind-
lichkeit, Hitzegefühl und auch Schmerzen äußert. Die Er-

Nachts die Beine höher zu legen (ca. 10 cm, Rolle am Fußende unterlegen) erleichtert den Blutrückstrom aus den Beinvenen.

Vermeiden Sie Wärme über 30 °C (nicht zu heiß baden, keine Sonnenbäder).

Wenn immer möglich, Zehengymnastik machen und auf den Zehen wippen.

Wenn notwendig, Stütz- und Kompressionsstrümpfe tragen! Sie pressen die erweiterten Venen zusammen, die Venenklappen schließen wieder besser, die Durchblutung normalisiert sich und bestehende Ödeme werden abgebaut. Obwohl unangenehm, müssen Stütz- und Kompressionsstrümpfe besonders in der warmen Jahreszeit getragen werden.

krankung hält nur einige Tage an, kann aber wiederholt auftreten.

Eine andere gefährliche Komplikation ist die Thrombose, die mit einem von den Venenklappen ausgehenden Blutgerinnsel beginnt, das zur Bildung weiterer Blutpfröpfe führt. Beschwerden sind hier starke Schmerzen, Verfärbung des betroffenen Beines, Fieber und verstärkte Belastung des Herzens. Nicht selten wird ein Blutgerinnsel losgerissen, durch den Körper gespült, um dann eine Lungenarterie zu verschließen. Der Arzt spricht dann von Lungenembolie. Sie verläuft in 40 Prozent der Fälle tödlich.

Schon bei den ersten Anzeichen aktiv werden

Es beginnt ganz harmlos! Zuerst sind es, meist abends, schwere Beine und geschwollene Knöchel, Symptome, die meist über Nacht wieder abklingen. Dann kommen Schmerzen, Taubheitsgefühl, Jucken und nächtliche Wadenkrämpfe hinzu. Gleichzeitig zeigen sich auch die ersten unschönen »Besenreiser«. Das sind Erweiterungen kleinster Hautvenen. Wenn Krampfadern sichtbar werden, sind meist schon die inneren Venen im Bein geschädigt.

Häufig werden die ersten Beschwerden nicht ernst genommen und als die normale Folge eines streßigen Alltags betrachtet. Dabei sind dies die typischen Symptome einer Venenerkrankung und eines gestörten Blutrückflußes aus den Beinen. Gerade in dieser Situation sollte die Devise lauten: Selber aktiv werden, je eher, desto besser! Aber auch den Arzt aufsuchen, um geeignete Maßnahmen zu ergreifen, die ein Fortschreiten der Erkrankung verhindern. Oft ist die Behandlung langwierig, aber es lohnt sich.

Behandlungsmöglichkeiten

Phytotherapie

– Der Buchweizen *(Fagorutin Buchweizen Tabletten* und *Tee)* enthält in seinen Blättern und Blüten den gefäßaktiven Stoff Rutin. Rutin dichtet die dünnen Venenwände ab, verringert ihre Brüchigkeit und normalisiert den Flüssigkeits- und Stoffaustausch. Die Bildung von Ödemen nimmt ab. Der Naturstoff Rutin erhält so die Elastizität der Blutgefäße und fördert ihre Durchblutung. Damit ist eine Beseitigung der unangenehmen Beschwerden verbunden, und die Venenerkrankung entwickelt sich nicht weiter.

- Der Mäusedorn *(Fagorutin Ruscus Kapseln)* enthält in seinen Wurzeln sogenannte Ruscogenine. Diese Naturstoffe stärken die Spannkraft der erschlafften Venen. Dadurch können sich die Venenklappen wieder besser schließen. Die Durchblutung normalisiert sich, was zu einem verbesserten Blutabfluß aus den Venen führt. Die allgemeinen Beschwerden nehmen ab.

- Die Roßkastanie enthält in ihren Samen, den Kastanien, ein Wirkstoffgemisch, das als Aescin bezeichnet wird. Aescin stärkt die Venen, dichtet die durchlässigen Venenwände ab, so daß keine Flüssigkeit aus den Venen ins Gewebe übertreten kann und die Ödembildung zurückgeht. Außerdem wird der Angriff körpereigener Stoffe (lysosomaler Enzyme) auf die Venenwände gestoppt und die Venendurchblutung normalisiert.

Dabei sind aber nur die Roßkastanienpräparate *(Venostasin retard Kapseln)* zum Einnehmen zu empfehlen, die das Aescin in einer bestimmten Darreichungsform, der »Retard-Form«, enthalten. Hier ist das Aescin in besonderen Kügelchen eingearbeitet, die sich wiederum in Kapseln befinden. Diese »Retard-Form« garantiert eine lang anhaltende und kontinuierliche Wirkstofffreisetzung, besonders im Darm, was die Voraussetzung für einen Behandlungserfolg ist. Deshalb sind *Venostasin retard Kapseln* gut verträglich und auch für eine längere Einnahme geeignet.

Die Behandlung wird durch eine lokale Aescin-Anwendung *(Venostasin Gel* und *Venostasin N Salbe)* unterstützt.

Man kann auch aus folgenden Bestandteilen einen wirksamen Krampfaderntee zubereiten:

Schafgarbekraut	2 Teile,
Weinrautekraut	1 Teil,
Schachtelhalmkraut	2 Teile,
Steinkleekraut	1 Teil,
Benediktenkraut	2 Teile,

Zubereitung: Aufguß (1 Teelöffel Tee auf 1 Tasse Wasser).

Dosierung: täglich 2 Tassen schluckweise über den Tag verteilt trinken, kurmäßige Anwendung über 4 Wochen.

Homöopathie

Eine homöopathische Kombination *(Poikiven T Tropfen)* hat sich zur Behandlung von Venenerkrankungen bewährt. Sie enthält wichtige venenaktive Wirkstoffe wie Roßkastanie, Arnika, Mariendistel, Hamamelis, Schlangengift, Bärlapp und Steinklee.

Deshalb sind *Poikiven T Tropfen* für die Behandlung von Venenerkrankungen und alle damit im Zusammenhang stehenden Beschwerden geeignet.

Biochemie

Zur lokalen Krampfadernbehandlung wird Calciumfluorid als Salbe *(Calcium fluoratum D6 Salbe)* eingesetzt.

Enzymtherapie

Eine Kombination von pflanzlichen und tierischen Enzymen mit dem gefäßaktiven Naturstoff Rutin *(Wobenzym N*

Dragees) wirkt entzündungshemmend und abschwellend, löst Blutgerinnsel auf und verbessert die Fließeigenschaft des Blutes in den Venen. Sie ist deshalb für die Behandlung von Krampfadern, Venenentzündungen und Thrombosen geeignet.

Kneipp-Therapie

Hier haben sich Wasseranwendungen wie *Schenkelguß* und *Kniegüsse* bewährt. Sie sind deshalb als einfache Mittel der Selbstbehandlung bei Venenleiden (Durchblutungsstörungen, Krampfadern) zu empfehlen.

Das kalte Wasser stärkt die Venen, wirkt durchblutungsfördernd und beseitigt so Blutstauungen in den Beinvenen. Die allgemeinen Beschwerden nehmen ab, und man fühlt sich hinterher erfrischt.

Das Immunsystem –
wo Frauen stark sind

Frauen gelten als »zart besaitet« und anfälliger gegen Krankheiten als das »starke Geschlecht«. Doch dieses Klischee beruht auf einem fatalen Irrtum, vor allem auch wenn es sich um die körpereigenen Abwehrkräfte der Frau handelt. Denn das weibliche Immunsystem besitzt eine deutlich höhere »Kampfkraft« als das des Mannes.

Dies belegen eindrucksvoll Untersuchungen, denen zufolge Frauen weniger an Infektionskrankheiten erkranken als Männer. Die Wissenschaft vermutet, daß die weiblichen Sexualhormone – die Östrogene – die Abwehrkräfte der Frau aktivieren.

Eine ständige »Wehrbereitschaft«

Täglich sind wir den verschiedensten Krankheitserregern ausgesetzt. Doch nur selten kommt es zum Ausbruch einer Infektionskrankheit, weil unser Körper über ein »gestaffeltes Verteidigungssystem« – das Immunsystem – verfügt. Es vernichtet schnell und gründlich in den Körper eingedrungene Bakterien, Viren und Pilze. Aber auch Umweltgifte, z. B. Autoabgase, sind für unseren Organismus schädlich. Möglichkeiten für Krankheitserreger, in unseren Körper zu gelangen, gibt es viele: Bei jedem Atemzug saugen wir Tausende davon in uns hinein. Jede kleinste Hautabschürfung, jede Wunde öffnet unzähligen Mikroorganismen den Weg ins Körperinnere. Und auch mit der Nahrung werden viele »eingeschleust«.

Ohne unser Immunsystem würden uns diese »Feinde« innerhalb von 24 Stunden töten. Doch leider behandeln viele ihr Immunsystem als »Stiefkind«. Sie tun alles, um ihre körpereigene Abwehr zu schwächen: Sie trinken zuviel Alkohol, rauchen, ernähren sich falsch, schlafen zuwenig und treiben auch keinen Sport. Als Folge sterben Millionen Zellen des Immunsystems. Mit der Zeit wird das Immunsystem immer schlapper und kann im »Ernstfall« nicht mehr alle Kräfte mobilisieren. Erste Anzeichen für eine Schwächung sind häufige Erkältungen, Warzen, Pilzerkrankungen (Genitalmykosen), Hautausschlag, Allergien und eine Abnahme der geistigen und körperlichen Leistungsfähigkeit.

Wie arbeitet unsere körpereigene Abwehr?

Die Tätigkeit unseres Immunsystems ist außerordentlich kompliziert und auch noch nicht in allen Einzelheiten erforscht. Deshalb soll seine Arbeit hier vereinfacht dargestellt werden.

Beim Eindringen von Krankheitserregern werden in der Regel zuerst bestimmte weiße Blutkörperchen (»Freßzellen«, Blut- und Gewebe-Makrophagen) mobilisiert. Sie sind die »Polizei« im Blut und in den Geweben und ständig »auf Streife«. Sie spüren Eindringlinge auf, greifen mit ihren langen Armen nach ihnen und fressen sie regelrecht auf. Die Reste ihrer Beute heften sie wie kleine Fähnchen an ihre äußere Hülle.

Bei ihrem Kampf mit den Krankheitserregern senden die Freßzellen einen Hilferuf in Form des Botenstoffs Interleukin 1, den sie absondern. Dadurch werden weitere weiße Blutkörperchen, sogenannte T-Lymphozyten, alarmiert. Man könnte sie auch als »Kriminalpolizei« im Körper bezeichnen.

Bauen Sie Streß ab, denn er belastet das Immunsystem.

Essen Sie wegen ihres Gehaltes an Vitaminen, Mineralstoffen und Spurenelementen viel Obst und Gemüse.

Bestimmte Nahrungsmittel sind wirksam gegen Bakterien, Pilze und Viren: Knoblauch, Zwiebeln, Meerrettich, Kresse und Schnittlauch. Deshalb bei den Mahlzeiten nicht vergessen!

Sport und Bewegung stärken das Immunsystem!

Während die Freßzellen sich auf jeden Eindringling stürzen, sind die T-Lymphozyten Spezialisten. Sie greifen nur die Feinde an, für die sie speziell im Körper ausgebildet wurden. Es ist schwer vorstellbar, daß der Mensch über eine Million verschiedenartig ausgebildeter T-Lymphozyten im Körper besitzt. Sind die T-Lymphozyten nicht im Einsatz, sind sie in der Milz und in den Lymphknoten stationiert.

Wenn T-Lymphozyten ihren speziellen Feind, für den sie ausgebildet wurden, erkannt haben, dann wachsen sie und teilen sich in bestimmte Tochterzellen: Die Effektor-T-Zellen vernichten die Krankheitserreger, die Helfer T-Lymphozyten produzieren als Botenstoffe Lymphokine. Dadurch werden sogenannte Killerzellen herbeigerufen, die dafür sorgen, daß kein Krankheitserreger übrigbleibt.

Außerdem gibt es noch die B-Lymphozyten, die beim Eindringen von Krankheitserregern ganz spezielle Antikörper produzieren. Das dauert aber vier bis fünf Tage. Diese

Antikörper dienen dem Aufspüren von Eindringlingen. Haben sie sie gefunden, so hängen sie sich an die Krankheitserreger (Antigen-Antikörper-Komplex) und rufen so Effektor-T-Zellen herbei, die die Erreger verschlingen.

Der Kampf unseres Immunsystems mit den Eindringlingen dauert etwa eine Woche. Im Idealfall hat dann das Immunsystem gesiegt, alle Krankheitserreger wurden vernichtet.

Nun gibt unser Körper den Abwehrzellen den Befehl, den Kampf einzustellen. Doch unser Immunsystem »denkt« noch weiter: die Baupläne für die Produktion der speziellen Antikörper werden gesammelt und gespeichert. Sollte der gleiche Krankheitserreger den Körper noch mal befallen, können die benötigten Antikörper in kürzester Zeit hergestellt werden. Dadurch kann die Entwicklung einer erneuten Infektion von vornherein unterbunden werden. In der Medizin wird diese Fähigkeit, nicht zum zweiten Mal an einer bestimmten Infektionskrankheit zu erkranken, als Immunität bezeichnet.

Gewinnen die Krankheitserreger die »Schlacht« mit dem Immunsystem, dann bricht die Infektionskrankheit aus. Lebenserhaltend für jeden Menschen ist das Immunsystem bei der Bekämpfung von Krebszellen, die auch laufend im Organismus entstehen. Die Abwehrzellen des Immunsystems vernichten hier sofort Krebszellen, bevor sie sich durch Teilung weiter vermehren können und es zum Ausbruch der Krebserkrankung kommt.

Störungen im Immunsystem

Leider ist unser kompliziertes Immunsystem störanfällig und manchmal spielt es sogar verrückt. Es gibt beispielsweise eine Reihe von schweren Erkrankungen, den sogenannten Autoimmunkrankheiten, bei denen die Abwehrzellen nicht mehr zwischen Freund und Feind unterscheiden können und körpereigene Zellen angreifen und zerstören.

Bei chronischer Polyarthritis schädigen die Abwehrzellen die wichtige Knorpelschicht der Gelenke und bei multipler Sklerose die schützende Myelinschicht, die die Nervenfasern umgibt.

Regelrecht verrückt spielt das Immunsystem bei den Allergien: eigentlich harmlose Substanzen wie Blütenpollen, Hausstaub, Tierhaare, Hühnereiweiß u. a. werden mit einer Intensität angegriffen, als würde es sich um gefährliche Krankheitserreger handeln.

Hilfe für das Immunsystem

Am besten funktioniert unser Immunsystem zwischen dem zwölften und fünfunddreißigsten Lebensjahr. Danach wird der Mensch gegen Krankheitserreger anfälliger, was auf eine beginnende »Alterung« des Immunsystems schließen läßt.

Doch die Natur bietet eine Reihe von Möglichkeiten, unser Immunsystem zu stärken. Dabei ist es sinnvoll, die Abwehrkräfte des Körpers schon vorbeugend zu aktivieren, damit im »Ernstfall« ein starkes Immunsystem für den Kampf mit Viren, Bakterien und Pilzen bereitsteht.

Deshalb greifen auch immer mehr Menschen zu Beginn der naßkalten Jahreszeit zu einem das Immunsystem stärkenden Mittel (Immunstimulans), um sich vor Erkältungskrankheiten zu schützen.

Behandlungsmöglichkeiten

Phytotherapie

Große Bedeutung in der Selbstbehandlung besitzt heute der Purpursonnenhut, eine Heilpflanze, die die Weißen im 18. Jahrhundert von den Indianern Nordamerikas übernommen haben. Die Indianer legten die zerriebenen Frischpflanzen auf Wunden, Verletzungen und Schlangenbisse mit dem Ergebnis, daß keine Infektionen entstanden und eine schnelle Heilung eintrat. Außerdem galt der Purpursonnenhut als Hausmittel bei Erkältungskrankheiten, Kopf-, Zahn- und Halsschmerzen.

Diese Anwendung konnte die Wissenschaft bestätigen. Denn die Inhaltsstoffe des Purpursonnenhutes steigern ganz eindeutig die Tätigkeit der »Freßzellen«, so daß sie sich noch intensiver auf Krankheitserreger stürzen. Außerdem werden durch den Purpursonnenhut verstärkt Botenstoffe gebildet, die andere Abwehrzellen herbeirufen. In Form pflanzlicher Arzneimittel *(Echiherb Tabletten* und *Tropfen)* findet heute der Preßsaft aus dem frischen Purpursonnenhut Verwendung bei Infekten der Atem- und Harnwege und zur Steigerung der Abwehrleistungen des Immunsystems.

Homöopathie

Eine Kombination von Sonnenhut, Blauer Eisenhut, Tollkirsche und Wasserhanf *(Contramutan D Dragees, Contramutan N Tropfen* und *Saft)* bewährt sich bei fieberhaften und grippalen Infekten, Entzündungen im Nasen- und Rachenraum sowie zur Vorbeugung bei erhöhter Ansteckungsgefahr.

Vitamine

– Bei einer Infektionskrankheit kommt es zu einem starken Absinken des Vitamin-C-Gehaltes der Freßzellen. Ein Zeichen dafür, daß diese Abwehrzellen im Kampf mit Krankheitserregern Vitamin C verbrauchen. Deshalb stärkt die Einnahme von Vitamin C *(Cetebe Kapseln)* die Tätigkeit der Freßzellen.

– Vitamin-E-Mangel führt zu einer Schwächung des Immunsystems. Durch die Anwendung von Vitamin E *(Vitamin E 100 mg Jenapharm Kapseln)* wird die Produktion von Antikörpern stimuliert, die Teilung der Lymphozyten angeregt und die Funktion der Freßzellen aktiviert.

– Durch Betacarotin-Einnahme *(Beta-Carotin 15 mg Ratiomed Kapseln)* kommt es zu einer Steigerung der Tätigkeit der verschiedenen Abwehrzellen des Immunsystems.

Spurenelemente

– Selenmangel bewirkt eine Abnahme der Freßtätigkeit der Abwehrzellen und der Antikörperproduktion. Deshalb ist zur Vorbeugung und Therapie von Infektionen der Einsatz eines Selenpräparates *(CellLife Selenium Tabletten 50 und 100 Mikrogramm)* sinnvoll.

– Für die Einsatzbereitschaft unseres Immunsystems besitzt Zink eine große Bedeutung. Zuwenig Zink im Körper führt zu einem Absinken der Antikörperproduktion, der Funktion der Freßzellen und der Vermehrungsfähigkeit der Lymphozyten. Diese negativen Veränderungen der Immunabwehr können durch die Einnahme eines Zinkpräparates *(Unizink 50 Filmtabletten)* beseitigt werden.

Regelmäßige Saunabesuche über mehrere Jahre – so das Ergebnis von vielen Untersuchungen – halbieren das Risiko für Erkältungskrankheiten. Den gleichen Effekt erzielt man mit täglichen Warm-kalt-Duschen über mindestens ein halbes Jahr. Der regelmäßige Warm-kalt-Reiz fördert die Durchblutung von Haut und Schleimhäuten und die Abwehrkräfte des Körpers.

»Radikalfänger« – gesünder und länger leben durch Naturstoffe?

Es begann alles mit dem amerikanischen Chemiker und zweifachen Nobelpreisträger Linus Pauling, der im September 1994 im Alter von dreiundneunzig Jahren starb. Eigentlich wollte er hundert werden, hatte er erklärt, und zwar mit Hilfe von bestimmten Vitaminen. Sie nahm er über viele Jahre täglich in großen Mengen ein.

Daß er dieses Ziel nicht erreicht hat, spricht nicht unbedingt gegen seine Erfahrungen. Denn inzwischen weiß man, daß bestimmte Naturstoffe die einzelnen Körperzellen schützen.

Was sind freie Radikale?

Der Mensch braucht zum Leben Energie. Diese Energie gewinnt er aus energiereichen Stoffen mit Hilfe von Sauerstoff. Bei diesem ständig im Körper ablaufenden Prozeß entstehen chemisch sehr reaktionsfähige Zwischenprodukte, die wegen ihrer chemischen Aggressivität als freie Radikale bezeichnet werden. Normalerweise macht unser Körper die freien Radikale gleich bei ihrem Entstehen unschädlich, so daß sie im Organismus ihre zerstörerische Kraft nicht entfalten können.

Die Wirkung der freien Radikale soll an zwei Beispielen veranschaulicht werden:

- Beim Aufschneiden eines Apfels färbt sich nach kurzer Zeit die Schnittfläche braun – ausgelöst durch freie Radikale.
- Wenn Butter oder ein Öl ranzig und damit ungenießbar werden, ist das die Folge von chemischen Veränderungen, verursacht durch freie Radikale.

Leider entstehen in unserem Körper aber noch mehr freie Radikale, z. B. wenn Freßzellen in den Körper eingedrungene Krankheitserreger (Bakterien, Viren) vernichten. Doch das ist noch nicht alles. Unsere ungesunde Lebensweise, Streß, Luftverschmutzung (Autoabgase, Smog, Ozon), bestimmte Nahrungsmittel und Schwermetalle, aber auch Alkohol, Nikotin, Arzneimittel und UV-Strahlung lösen eine verstärkte Bildung von Radikalen im Körper aus. Im Normalfall fängt ein kompliziertes Schutzsystem, das aus den Vitaminen E, C und Betacarotin sowie Enzymen (selenhaltige Glutathionperoxidase) besteht, die freien Radikale ab und macht sie so unschädlich.

Freie Radikale zerstören und machen krank

Ist unser Schutzsystem nicht einsatzbereit, weil ein Mangel an diesen Vitaminen und dem Spurenelement Selen im Körper besteht, richten freie Radikale im Körper Zerstörungen an. Sie sind wesentlich am Entstehen von Krankheiten beteiligt.
Oft ist es auch so, daß durch die vermehrte Produktion von freien Radikalen ein Mehrbedarf an Vitaminen und Selen ausgelöst wird. Er ist oft nicht mehr durch die Nahrung zu decken.
Wenn der Körper die Kontrolle über die freien Radikale

verliert, »stürzen« sie sich auf körpereigene Zellen und Strukturen. Bevorzugtes Angriffsziel der freien Radikale sind in den Zellwänden (Membranen) befindliche ungesättigte Fettsäuren. Aus ihnen »brechen« die freien Radikale das ihnen fehlende Elektron heraus, was zu einer Kettenreaktion in der Zellwand führt.

Als Ergebnis wird die Zellwand zerstört, was den Tod der Körperzellen bedeutet. Die freien Radikale greifen auch die Zellkerne an, verändern hier die Erbanlagen (Gene), wobei aus einer normalen Körperzelle eine Krebszelle entstehen kann.

Vitamine und Selen fangen freie Radikale ab

Die freien Radikale sind deshalb so aggressiv, weil ihnen ein Elektron fehlt. Dieses entreißen sie anderen körpereigenen Stoffen, z. B. den Fettsäuren der Zellwände, wobei sie sie zerstören (oxidieren).

Die »antioxidativen« Vitamine E, C und Betacarotin geben den freien Radikalen ein Elektron ab und neutralisieren sie. Sie schützen somit andere körpereigene Stoffe vor der Oxidation (Zerstörung) durch freie Radikale.

Die »Radikalfänger-Vitamine« werden an unterschiedlichen Stellen wirksam: Vitamin E lagert sich direkt in die Zellwände ein und fängt die freien Radikale ab, bevor sie Schäden in der Zellwand verursachen.

Vitamin C »recycelt« im Kampf mit den freien Radikalen verbrauchtes Vitamin E und macht es wieder einsatzbereit. Das wasserlösliche Vitamin C entfaltet seine Radikalfängerwirkung auch im Inneren der Zellen, dem Zellplasma. Hier vernichtet es freie Radikale, die ins Zellinnere eindringen konnten. Betacarotin schützt die gesamte Zelle.

Freie Radikale und Krankheiten

Es gilt heute als wissenschaftlich gesichert, daß freie Radikale wesentlich an der Entstehung folgender Prozesse und Krankheiten beteiligt sind:

– vorzeitiges Altern (z. B. Alterung der Haut durch Faltenbildung und Hauttrockenheit),
– Arteriosklerose,
– Bluthochdruck,
– Herzinfarkt,
– Schlaganfall,
– rheumatische Erkrankungen,
– Nachlassen der geistigen Fähigkeiten,
– Krebs,
– Grauer Star (Katarakt).

Interessant ist, daß viele der hier aufgeführten Krankheiten meist erst im Alter auftreten, weshalb sie auch als Alterskrankheiten bezeichnet werden.

Prophylaxe der Alterskrankheiten

Untersuchungen ergaben, daß zwischen einer niedrigen Konzentration der Schutzvitamine E, C und Betacarotin im Körper und dem Auftreten einiger Alterskrankheiten, z. B. Krebs, Rheuma, ein Zusammenhang besteht. Das könnte bedeuten, daß durch regelmäßige Gaben dieser Vitamine als Arzneimittel dem Entstehen solcher Krankheiten vorgebeugt bzw. der Krankheitsverlauf günstig beeinflußt werden kann. Die Anwendung dieser Vitamine als Arzneimittel wird notwendig, da die hier benötigten Mengen mit der Nahrung meist nicht erreicht werden. Zur Zeit laufen weltweit Untersuchungen in dieser Richtung, die aber noch längst nicht abgeschlossen sind. Obwohl die vorläufigen Ergebnisse hoffen lassen, kann hier noch nichts Endgültiges berichtet werden.

Trotzdem muß noch einmal betont werden, daß der große Gesundheitswert dieser Vitamine in der Vorbeugung, der Prophylaxe, liegt. Eine bestehende Krebserkrankung kann auch – Sensationsmeldungen zum Trotz – nicht mit hohen Vitamingaben geheilt werden. Zwischen den Wissenschaftlern gibt es noch Meinungsverschiedenheiten hinsichtlich der täglich einzunehmenden Mengen; d. h., es existieren noch keine gesicherten bzw. verbindlichen Dosierungsrichtlinien. Die Mengen, die Linus Pauling täglich zu sich nahm – 15 g Vitamin C und 800 mg Vitamin E –, waren als Radikalfängerschutz zweifelsfrei zu hoch angesetzt.

Nun ist das Problem der Vergiftungsgefahr oder der Nebenwirkungen bei diesen Schutzvitaminen nicht akut, da sie auch in großen Mengen gut verträglich sind. Erfahrungen haben gezeigt, daß der krankheitsprophylaktische Schutz am größten ist, wenn Vitamin E, C und Betacarotin zusammen eingenommen werden, da sich die drei Vitamine in ihrer Wirkung ergänzen. Dabei ist es gleich, ob man die Vitamine einzeln oder als Kombinationspräparat anwendet. Entscheidend sind die täglich eingenommenen Mengen und die regelmäßige Zufuhr über Jahre.

Nach dem derzeitigen Wissensstand und unter Beachtung anderer individueller Faktoren (Rauchen, Alkohol, Medikamente, Ernährung, Alter, Jahreszeit usw.) sind als Richtlinien zur Zeit folgende Dosierungsbereiche zu empfehlen:

- Vitamin C: täglich 500 mg *(Cetebe Kapseln)*,
- Vitamin E: täglich 100 bis 200 mg *(Vitamin E 100 mg Jenapharm Kapseln)*,
- Betacarotin: täglich 15 mg *(Beta-Carotin 15 mg Ratiomed Kapseln)*,
- Selen: täglich 50 Mikrogramm *(CellLife Selenium Tabletten 50 und 100 Mikrogramm)*.

Ob mit den Schutzvitaminen E, C und Betacarotin sowie dem Spurenelement Selen eine Verlängerung des menschlichen Lebens möglich ist, ist zwar nicht sicher, trotzdem wäre uns schon sehr geholfen, wenn die rechtzeitige, regelmäßige Einnahme dieser Schutzstoffe zur Abnahme bzw. Linderung der Alterskrankheiten mit dem Ergebnis führen würde, mehr Gesundheit und damit mehr Lebensqualität zu schaffen.

Dem Krebs keine Chance geben –
lebenswichtig für jede Frau

In diesem Kapitel geht es – das sei gleich vorausgeschickt – nicht um die Selbstbehandlung von Krebserkrankungen der Frau. Das ist die alleinige Aufgabe des Arztes!

Doch an einer gezielten Vorbeugung und Vorsorge kann jede Frau aktiv mitarbeiten! Sie besteht in der Teilnahme an den ärztlichen Krebsvorsorgeuntersuchungen, monatlichen Kontrollen der Brust, einer gesunden Ernährung und der Einnahme antioxidativer Naturstoffe.

Reich an Vitamin C sind: Orangen, Kiwi, Sanddorn, Grapefruit, roter Paprika und Erdbeeren.

Reich an Betacarotin sind: Honigmelone, Karotten, roter Paprika, Tomaten und Spinat.

Leider sieht die Statistik nicht gut aus: Zwischen 1990 und 1993 stieg die Zahl der Sterbefälle an Brustkrebs in Deutschland um ca. 6 Prozent auf insgesamt 18 597. Die Erkrankungsrate an Gebärmutterkrebs ist leicht rückläufig.

Die einzige Chance, einen Brustkrebs zu überleben, besteht in einer rechtzeitigen Erkennung. Leider handeln hier viele Frauen nachlässig. Sie kontrollieren nicht regelmäßig ihre Brust, nutzen nicht die Untersuchungen zur Krebsfrüherkennung, weil sie Angst haben, der Arzt könnte »etwas finden«.

Reich an Vitamin E sind: Erdnüsse, Haselnüsse, Mandeln, Weizenkeimöl, Sonnenblumenöl.

Reich an Ballaststoffen sind: Vollkornprodukte aus Weizen, Hafer und Roggen, Hirse, unpolierter Reis, Leinsamen, Bohnen, Erbsen, Linsen, Mandeln, Hasel- und Erdnüsse, Johannisbeeren und Himbeeren.

Bestimmte Milchsäurebakterien (Lactobacillus acidophilus) im Joghurt senken das Risiko, an Magen- und Darmkrebs zu erkranken.

Regelmäßige Brustkontrolle

Zur Früherkennung von Brustkrebs kann jede Frau beitragen:

– Lernen Sie Ihre Brust kennen: Während des Zyklus verändert sich die Struktur Ihrer Brüste. Mal sind sie weicher, mal knotiger und fester.
– Fassen Sie Ihren Busen an, massieren Sie ihn, und tasten Sie ihn ab. Ihre Brüste müssen Ihnen ganz vertraut werden. Eine gute Gelegenheit dazu: Cremen oder ölen Sie Ihre Brüste nach dem Baden oder Duschen ausgiebig ein.
– Schauen Sie sich Ihre Brüste im Spiegel an! Sind sie gleich groß, bemerken Sie irgendwelche Veränderungen an der Haut oder den Brustwarzen (z. B. eingezogene Brustwarzen)? Heben Sie die Arme, und beobachten Sie, ob sich die Brüste gleichmäßig mitbewegen.
– Einmal im Monat – am besten eine Woche nach der

Menstruation – sollten Sie Ihre Brüste gründlich im Stehen und im Liegen untersuchen.

– Ganz wichtig: die Brust seitlich bis in die Achselhöhlen hin abtasten!

– Spüren Sie die geringsten Verhärtungen oder bemerken Sie kleinste Veränderungen, dann zögern Sie nicht, sofort Ihren Arzt aufzusuchen. Nicht erst warten, bis sich mal ein Arzttermin ergibt.

– Brustkrebs kennt kein Alter und keine Jahreszeit. Er kann immer und bei Frauen jeden Alters auftreten.

Falsche Ernährung macht krank

Das wissen viele. Aber auch zwischen Krebserkrankungen und unserer täglichen Nahrung bestehen Zusammenhänge, die es wert sind, hier erwähnt zu werden.

Durch eine gesunde Ernährung kann das Krebsrisiko um 30 bis 60 Prozent reduziert werden. Der regelmäßige Verzehr von rohem oder leicht gekochtem Gemüse, Salaten und

---

Hin und wieder mal einen Gemüse- oder Obsttag einlegen.

Täglich mindestens einmal Frischkost essen (Salat, Obst, Knollen, Nüsse).

Weniger Fleisch und Fett verzehren!

Auf versteckte Fette in Süßigkeiten, Backwaren, Wurst und Schinken achten!

Bei Fetten solche mit einem hohen Gehalt an ungesättigten Fettsäuren bevorzugen, z. B. kaltgepreßte Öle aus Sonnenblumen, Maiskeimen, Oliven, Disteln und Leinsamen.

Früchten schützt insbesondere vor Krebserkrankungen der Atemorgane und des Magen-Darm-Trakts. Dies ist das Ergebnis der Wirkung der in Obst und Gemüse enthaltenen antioxidativen Vitamine E, C und Betacarotin sowie des Selens.

Übergewicht erhöht das Risiko, an einem Gebärmutterkrebs und nach der Menopause an Brustkrebs zu erkranken. Ferner gibt es einen Zusammenhang zwischen hohem Fettkonsum und Dickdarmkrebs. Möglicherweise steigt mit übermäßigem Fettverzehr auch die Gefahr, an Lungenkrebs zu erkranken.

Ballaststoffe senken das Risiko, Darmkrebs zu bekommen. Dies gilt besonders für Ballaststoffe aus Gemüse und Obst.

Möglicherweise existieren noch weitere Nahrungsbestandteile außer den drei Vitaminen, die das Krebsrisiko senken. Zur Zeit werden Calcium, Fischöl und pflanzliche Östrogene (in Soja) auf krebsschützende Eigenschaften hin untersucht.

Rechtzeitige Vorbeugung tut not

Die meisten Menschen essen täglich zuwenig Obst und Gemüse, um damit eine wirksame Krebsprophylaxe zu erzielen.

Für die Entstehung von Krebs gibt es grundsätzlich zwei Ursachen: zum einen winzige Veränderungen in den Erbinformationen der Zelle, die zur Entartung der Zelle führen. Dies ist z. B. durch freie Radikale möglich. Und zum anderen kann ein geschwächtes Immunsystem daran schuld sein, daß der Körper nicht in der Lage ist, in diesem frühen Stadium bösartige Krebszellen zu vernichten. Nun ist die Entstehung von Krebs ein Prozeß, der sich über Jahre hinzieht. Deshalb sollte auch hier rechtzeitig mit der Einnahme der drei Schutzvitamine und des Selens begonnen werden. Dabei haben Vitamin C, E und Betacarotin eine doppelte Schutzfunktion: Sie machen nicht nur freie Radikale unschädlich, sondern stärken auch das Immunsystem, was für die Krebsprophylaxe von größter Wichtigkeit ist.

Dosierung:

- Vitamin C: täglich 500 mg *(Cetebe Kapseln)*,
- Vitamin E: täglich 100 bis 200 mg *(Vitamin E 100 mg Jenapharm Kapseln)*,
- Betacarotin: täglich 15 mg *(Beta-Carotin 15 mg Ratiomed Kapseln)*
- Selen: täglich 50 Mikrogramm *(CellLife Selenium Tabletten 50 und 100 Mikrogramm)*.

Migräne – ein Leiden ohne Hoffnung?

Obwohl die Migräne schon vor zweitausend Jahren beschrieben wurde, ist dieses Leiden bis heute nicht heilbar. Und auch die jetzigen Behandlungsmethoden sind im Vergleich zum Schweregrad der Erkrankung unbefriedigend. Deshalb resignieren viele Migränepatienten: Nur 30 Prozent sind in ärztlicher Behandlung. 50 Prozent der Kranken suchen den Arzt nicht mehr auf, da sie sich keine Hilfe erhoffen, und 20 Prozent sind überzeugt, daß ihnen die Schulmedizin nicht helfen kann. Sie versuchen es mit der Selbstmedikation und alternativen Behandlungsmethoden. Rund 12 Prozent der Bevölkerung leiden an Migräne, wobei Frauen mit 70 Prozent deutlich stärker betroffen sind als Männer.

Was ist Migräne?

Der Begriff »Migräne« leitet sich vom griechischen Wort *hemikranía* ab, womit das Symptom des halbseitigen Kopfschmerzes beschrieben wird.

Unter Migräne versteht man eine Folge von mäßigen bis schweren Kopfschmerzen, die oft halbseitig, pulsierend oder pochend auftreten und in Abständen wiederkehren (Migräneanfälle). Dabei sind Art und Verlauf der Kopfschmerzen nicht immer gleich. Zwischen den einzelnen Migräneanfällen ist die Betroffene völlig beschwerdefrei.

Die exakte Diagnose der Migräne kann nur der Arzt vornehmen, denn oft wird die Migräne mit einem Spannungskopf-schmerz oder Halswirbelsäulenkopfschmerz verwechselt. Es können aber neben der Migräne noch andere Kopfschmer-zen auftreten, z. B. als Folge des regelmäßigen Gebrauchs von Schmerzmitteln.

Die Migräne ist eine organische Erkrankung mit Kopf-schmerz als Hauptsymptom. Dabei ist zu beachten:

- Der Kopfschmerz tritt anfallsweise (in Attacken) auf und dauert zwischen 4 und 72 Stunden.
- Das Zeitintervall zwischen den Attacken ist schmerzfrei.
- Die Kopfschmerzen nehmen langsam an Intensität zu. Manchmal setzen sie auch rasch ein, besonders nachts.
- Der Schmerz ist überwiegend einseitig, pulsierend wie der Herzschlag oder bohrend und nimmt bei körperli-chen Aktivitäten zu.
- Die Attacken treten normalerweise maximal sechs- bis achtmal im Monat auf.

Wie läuft ein Migräneanfall ab?

Sehr belastend können auch andere während der Attacke auftretende Begleiterscheinungen sein. Im folgenden sind die Phasen eines typischen Migräneanfalls geschildert:

- *Phase 1*, die Prodromalphase: Bereits bis zu 24 Stunden vor dem Anfall berichten die Patientinnen von Beschwer-den wie einer verstärkten und verminderten Wahrneh-mung, Heißhunger, Reizbarkeit, starkem Gähnen oder Sprachschwierigkeiten.
- *Phase 2*, die Aura: Sie tritt nur bei 20 Prozent aller Migrä-nepatientinnen auf. Unter Aura versteht man einige neu-

rologische Symptome, die die Attacke zusätzlich belasten. Zu ihnen gehören Sehstörungen wie Flimmer- und Schleiersehen, Einschränkung des Gesichtsfeldes und Lichtblitze. Die Aurasymptome dauern selten länger als 60 Minuten.

– *Phase 3*, der Kopfschmerz: Er ist, wie schon geschildert, das quälendste Symptom. Begleitet wird er häufig von Übelkeit, Erbrechen, Durchfällen und häufigem Wasserlassen. Lärm, Licht und Gerüche werden in dieser Phase als äußerst unangenehm empfunden und zwingen dazu, abgedunkelte Räume aufzusuchen und sich hinzulegen. Der Kopfschmerz kann sich über 4 bis 72 Stunden hinziehen.

– *Phase 4*, die postdromale Phase: Nach dem Kopfschmerz fühlt sich die Kranke total erschöpft und ausgelaugt, und es kann bis zu 24 Stunden dauern, bis sie sich einigermaßen erholt hat.

Wodurch kann eine Migräne ausgelöst werden?

Fest steht, daß die Migränepatientin bzw. ihr Gehirn auf eine Reihe von Faktoren empfindlicher reagiert als ein gesunder Mensch. Diese Auslösefaktoren einer Migräne werden in der Medizin als »Triggerfaktoren« bezeichnet. Zu ihnen gehören u. a.:

– *Umwelteinflüsse:* Wetterwechsel, Hitze und Licht.
– *Streßfaktoren:* Lärm, Hektik, Aufregung und Erschöpfung.

> Stellen Sie sich auf einen regelmäßigen Schlaf-wach-Rhythmus ein, den Sie auch am Wochenende nicht verändern.

- *Menstruation:* Der Zusammenhang zwischen Menstruation und Migräne wird durch das Absinken des Östrogenspiegels im Körper erklärt.
- Die *Antibabypille* kann Migräneanfälle sowohl auslösen als auch verstärken. Trotzdem wird die Pille als Triggerfaktor meist überbewertet.
- *Nahrungsmittel* und *Getränke:* Schokolade, Käse, Zitrusfrüchte, Nüsse und Alkohol, vor allem Rotwein.

Wissenschaftler gehen davon aus, daß es auch eine erbliche Veranlagung für die Migräne gibt. Deshalb fragt der Arzt bei seiner Diagnose immer, ob auch andere Familienmitglieder an Migräne leiden.

Es ist verständlich, daß es bei der Vielzahl von Triggerfaktoren für die einzelne Kranke oft unmöglich ist, ihre auslösenden Faktoren zu analysieren.

> Meiden Sie alle Nahrungsmittel und Getränke, die bei Ihnen als »Triggerfaktoren« wirken.

Die Migräne kommt in allen sozialen Schichten vor. Interessant ist auch das Untersuchungsergebnis, daß die Migräne bei 68 Prozent der Kranken im Alter zwischen 25 und 54 Jahren auftritt. Einem Lebensabschnitt, der durch berufliche und familiäre Aktivitäten gekennzeichnet ist.

Trotz intensiver wissenschaftlicher Forschungen ist es jedoch bis jetzt noch nicht gelungen, die Ursachen eines Migräneanfalls bis ins Detail zu klären.

Bei der Migräne handelt es sich um eine biologisch begründete Funktionsstörung des Gehirns. Unter Beteiligung von Zwischenhirn und Hypothalamus kommt es zuerst zu einer Verkrampfung (Verengung) der Blutgefäße (Arterien) im Kopf und damit zu einer Mangeldurchblutung in diesem

Bereich. Anschließend erweitern sich die Arterien während der Phase 3 stark, wobei Eiweißstoffe aus den Blutgefäßen ins umgebende Gewebe austreten und dort Schwellung und Flüssigkeitsansammlungen auslösen, was den starken Kopfschmerz verursacht.

Migräne und Lebensqualität

Die Migräne unterscheidet sich von anderen chronischen Krankheiten (z. B. Zuckerkrankheit, Bluthochdruck) durch das anfallsweise Auftreten. Diese Angst vor dem immer möglichen Migräneanfall zeigt ganz deutlich Spuren im sozialen Verhalten der Kranken: Sie meiden Kontakte, ziehen sich zurück und ändern ihren Lebensstil.

> Es besteht für Sie Saunaverbot. Die starken Temperaturschwankungen können eine Attacke auslösen.

Alles was einen Anfall auslösen könnte, wird gemieden. Vor allem möchten die Kranken in ihrer vertrauten Umgebung sein, wenn die Attacke kommt.

Kein Wunder, daß diese Krankheit erheblich die Lebensqualität beeinträchtigt. Die Folgen sind deutlich: 40 Prozent der Migränepatienten leiden unter Depressionen.

Welche schulmedizinischen Behandlungsmöglichkeiten gibt es?

Die konventionelle Medizin unterscheidet zwei Möglichkeiten der Migränetherapie:

– Die *Anfalls-* oder *akute* Behandlung soll einsetzen, wenn der Migräneanfall beginnt. Der Arzt verordnet hier zuerst ein synthetisches Arzneimittel, das gegen die Magen- und Darmbeschwerden (Übelkeit, Erbrechen) wirkt, und 15 bis 30 Minuten später ein synthetisches Schmerzmittel.

– Die *prophylaktische* Behandlung hat die Aufgabe, die Anzahl und Intensität der Migräneanfälle zu reduzieren. Sie wird durchgeführt, wenn mehr als drei bis vier Migräneattacken pro Monat auftreten oder die Anfälle länger als 48 Stunden dauern. Die prophylaktische Behandlung wird als Dauertherapie angewandt. Obwohl ihre Wirkung unbestritten ist, leiden die Patientinnen aber häufig auch unter den Nebenwirkungen der synthetischen Arzneimittel.

Behandlungsmöglichkeiten

Naturheilverfahren bieten eine Vielzahl von Therapiemöglichkeiten, die – obwohl sie von der Schulmedizin nicht anerkannt werden – Hilfe bringen können.

Phytotherapie

– Die Pestwurz *(Petadolex Kapseln)* ist eine in Deutschland wenig bekannte Heilpflanze, die wegen ihrer krampflösenden und schmerzstillenden Eigenschaften für die Anfallsbehandlung geeignet ist.

- Die zur Anfallsbehandlung eingesetzte Salicylsäure (bzw. ihre Abkömmlinge) kommt auch natürlich als Inhaltsstoff der Weidenrinde vor und wird schon seit Jahrhunderten gegen Kopfschmerzen und Fieber eingesetzt. In Form der Weidenrinde *(Tamanybonsan Dragees)* eingenommen, ist die Salicylsäure gut verträglich.

> Planen Sie Ihren Tagesablauf. Keine hektischen Aktionen mehr. Sie können eine Attacke auslösen.

- Das in den Samen der Nachtkerze enthalten Öl *(Efamol 500 Kapseln)* kann als prophylaktische Behandlung die Zahl und Intensität der Migräneanfälle vermindern.
  Teemischung: Zur prophylaktischen Migränetherapie ist folgende Teemischung geeignet:

Pfefferminzblätter	2 Teile,
Melissenblätter	2 Teile,
Johanniskraut	2 Teile,
Bitterkleeblätter	1 Teil,
Steinkleekraut	1 Teil,

  Teezubereitung: Aufguß.
  Dosierung: 3mal täglich 1 Tasse Tee.

Homöopathie

- Ihre Migräne kündigt sich mit Müdigkeit und Sehstörungen an. Nachdem die Sehstörungen abgeklungen sind, tritt der Kopfschmerz auf. Es beginnt mit krampfartigen Schmerzen am Hinterkopf, die sich als klopfende Kopfschmerzen im Schädel über dem rechten Auge festsetzen.

Auf dem Höhepunkt der Attacke kommen Übelkeit und saures oder bitteres Erbrechen hinzu, ohne daß sich dadurch die Beschwerden bessern. Die Anfälle treten hauptsächlich in Ruheperioden, wenn der Alltagsstreß von Ihnen abzufallen beginnt, z. B. am Wochenende auf. Deshalb wird diese Migräne auch als »Sonntagsmigräne« bezeichnet. Leiden Sie unter Sonntagsmigräne, so ist die buntfarbige Schwertlilie *(Iris versicolor D6 Globuli)* das richtige Mittel für Sie.

Dosierung: viertelstündlich 5 Globuli bis zur Besserung der Attacke, dann Reduzierung auf 3mal täglich 5 Globuli.

– Ihre Schmerzen beginnen am Hinterkopf und setzen sich über dem rechten Auge fest. Dies ist mit aufsteigender Hitze und Röte im Gesicht verbunden. Die Migräne kün-

> Lernen Sie, auch mal nein zu sagen. Ihr Kopf wird es Ihnen danken.

digt sich schon früh am Tag an, Sie liegen noch im Bett oder sind schon mit Kopfschmerzen aufgewacht. Bis Mittag schwellen die Schmerzen an, nehmen dann aber ab. Es kommt hier zu den typischen Migränebeschwerden (Licht-, Lärm- und Geruchsempfindlichkeit). Nach dem Erbrechen fühlen Sie sich wohler. Sollten diese Beschwerden für Sie typisch sein, dann nehmen Sie kanadische Blutwurzel *Sanguinaria D6 Globuli)* ein.

Dosierung: viertelstündlich 5 Globuli bis zur Besserung der Attacke, danch 3mal täglich 5 Globuli.

– Die Migräne tritt meist in Verbindung mit Regelstörungen auf, besonders wenn die Regel zu schwach ist und auch zu spät einsetzt. Ihre Gemütsverfassung ist wechselnd, Sie brauchen viel Zuwendung und Verständnis und sind öfters in weinerlicher Stimmung. Wählen Sie dann die Wiesenküchenschelle *(Pulsatilla D12 Globuli)*. Dosierung: viertelstündlich 5 Globuli bis zur Besserung der Attacke, danach 3mal täglich 5 Globuli.

– Der Kopfschmerz beginnt im Hinterkopf und setzt sich dann meist über dem linken Auge fest. Der Schmerz ist so heftig, daß er Sie benommen macht und so erschöpft, daß Sie sich hinlegen müssen. Jede Augenbewegung verursacht Schmerzen. Sie können Ihre Umgebung nur verschwommen wahrnehmen. Nach Abgabe einer größeren Menge Urin wird Ihnen besser. Bei diesen Symptomen sollten Sie sich für den Falschen Jasmin *(Gelsemium D12 Globuli)* entscheiden.
Dosierung: viertelstündlich 5 Globuli bis zur Besserung der Attacke, dann Reduzierung auf 3mal täglich 5 Globuli.

Aromatherapie

– Reiben Sie sich bei einer Attacke die Schläfen mit *Pfefferminzöl* ein.
– Wenden Sie im Rahmen einer prophylaktischen Therapie 3mal pro Woche *Lavendelöl* in der Duftlampe an.

Mineralstoffe

Untersuchungen ergaben, daß die Einnahme von Magnesium *(Magnesium-Diasporal N 300 Granulat Briefchen)* über einen Zeitraum von 2 Monaten die Zahl der monatlichen Migräneanfälle erheblich senkt.
Dosierung: früh und abends 1 Briefchen.

Schwangerschaft und Stillzeit – wichtige Nährstoffe

Vitamine und Mineralien sind zur Zeit ein beliebtes Thema in den Medien. Nur über die Folsäure, ein wichtiges Vitamin für Schwangerschaft und Stillzeit, wird wenig berichtet. Dabei kann ein Folsäuremangel in der Schwangerschaft verheerende Folgen haben.

Dies ist um so bedeutsamer, da 99 Prozent der Frauen im gebärfähigen Alter zuwenig Folsäure zu sich nehmen und bei rund 15 Prozent der erwachsenen Bevölkerung ein Folsäuremangel festgestellt wurde.

Was brauchen Frauen für eine erfolgreiche Schwangerschaft?

Schwangerschaft und Stillzeit stellen eine erhebliche Belastung für die Reserven der Frau an Vitaminen und Mineralstoffen dar. Die Natur hat in erster Linie für das Wohl des im Mutterleib heranwachsenden Kindes gesorgt. Deshalb werden über die Plazenta – sie versorgt das Kind – die Nährstoffdepots der Schwangeren völlig geplündert. Verfügt die schwangere Frau nicht über genügend Reserven an Vitaminen und Mineralstoffen, kommt es zu einem Zustand der

Bewegung, vor allem an frischer Luft, ist vorteilhaft für Mutter und Kind.

Erschöpfung und des »Sich-total-ausgelaugt-Fühlens«. Daher hieß es früher während der Schwangerschaft »Essen für zwei«.

Doch das ist heute nur noch bedingt richtig; denn es kommt in der Schwangerschaft nicht darauf an, die Energiezufuhr zu steigern (der Energiebedarf steigt in der Schwangerschaft nur um 13 Prozent), sondern den zwischen 20 und 150 Prozent höheren Bedarf der Frau an Vitaminen und Mineralstoffen abzudecken. Besonders hoch sind die Verluste an Calcium, Zink, Magnesium und den Vitaminen A, D, E, C, B_1, B_2 und Folsäure, die mit der Muttermilch auf den Säugling übergehen. Leider benutzen viele Mütter die Stillperiode dazu, ein vor oder während der Schwangerschaft entstandenes Übergewicht abzubauen, was der Zufuhr mit diesen wichtigen Stoffen nicht gerade dienlich ist.

Untersuchungen an Schwangeren in der Schweiz ergaben, daß bei 78 Prozent der Frauen ein Mangel an zumindest einem Vitamin vorlag. Im einzelnen wurden folgende Unterversorgungen festgestellt: Vitamin B_1 36 Prozent, Vitamin B_{12} 31 Prozent, Vitamin B_6 29 Prozent, Folsäure 24 Prozent und Biotin 5 Prozent.

»Kritische« Vitamine und Mineralien

Die Absicherung des in Schwangerschaft und Stillzeit gestiegenen Bedarfs an Vitaminen und Mineralien ist in den meisten Fällen mit der täglichen Nahrung möglich. Deshalb sollte jede Schwangere ihren Speiseplan überprüfen, damit nicht folgende Nahrungsmittel fehlen: Käse, magere Milch, Milchfrischprodukte, Vollkornerzeugnisse (-brot, -nudeln, Müsli, ungeschälter Reis), Gemüse, Hülsenfrüchte, Kartoffeln, Salat, Obst, Nüsse, mageres Fleisch, magere Fleischwa-

Zur Vermeidung der Toxoplasmose ist auf rohes Fleisch, z. B. Tartar, rohe Eier, nichtpasteurisierte Rohmilch, zu verzichten. Auch enger Kontakt mit Haustieren (besonders Katzen) ist zu vermeiden.

Rauchen während der Schwangerschaft hat folgende Konsequenzen:
Die Kinder sind 200 bis 250 g leichter bei der Geburt als die Kinder von Nichtraucherinnen.
Größere Fehlgeburtenhäufigkeit und höhere Sterblichkeit bei der Geburt und im ersten Lebensjahr.
Meßbare Verzögerungen der Entwicklung des Kindes.

ren und magerer Fisch. Eine so zusammengestellte Ernährung ist der beste Garant für Gesundheit und Wohlbefinden von Mutter und Kind. Trotzdem gibt es einige Nährstoffe wie Eisen, Calcium, Jod und Folsäure, bei denen es zu einer Unterversorgung kommen kann.

Eisen ist bei vielen Frauen ohnehin ein »kritischer«, da zuwenig aufgenommener Nährstoff, dessen Bedarf in Schwangerschaft und Stillzeit wächst. Eisen ist von großer Bedeutung für die Bildung der roten Blutkörperchen und damit für Sauerstofftransport und -versorgung nicht nur der Mutter, sondern auch des Fötus. Deshalb kann eine zusätzlich Eisenversorgung *(Rulofer N Filmtabletten* und *Kapseln, Rulofer G Saft)* notwendig werden.

Damit es in der Schwangerschaft nicht zum Verlust eines Zahnes kommt, wird eine erhöhte Calciumzufuhr in Form von Milch (1 Liter Milch enthält 1 g Calcium) empfohlen. Jodmangel führt dreimal häufiger zu Fehlgeburten, als es bei ausreichender Jodversorgung der Fall ist. Und manches Kind wird wegen Jodmangels der Mutter schon mit einem

Kropf geboren. Deshalb ist in Schwangerschaft und Stillzeit nur jodiertes Speisesalz zu verwenden. Seefische und Milch tragen ebenfalls zur Jodversorgung bei.

Folsäure – das unterschätzte Schwangerschaftsvitamin

Jede vierte schwangere Frau in Deutschland riskiert eine gestörte Frühschwangerschaft mit schweren Folgen, z. B. Frühgeburt oder Entwicklungsstörungen des Kindes, weil ihr Folsäurehaushalt nicht in Ordnung ist.

Dabei muß – wie eingangs geschildert – schon von einer Unterversorgung der meisten Frauen im gebärfähigen Alter ausgegangen werden. Die Ursachen liegen zum einen in der Einnahme der Antibabypille. Das hier enthaltene Hormon Östrogen verschlechtert die Aufnahme der in der Nahrung enthaltenen Folsäure durch den Darm im Körper.

Zum anderen ist die Folsäure ein sehr empfindliches Vitamin. So zerstört eine häufig praktizierte Sterilisierungsmethode von Lebensmitteln – das Bestrahlen mit UV-Licht – die Folsäure. Darüber hinaus gilt dieses Vitamin als äußerst hitzeempfindlich und wird somit in der Küche leicht inaktiviert.

Das Vitamin Folsäure ist sowohl im Pflanzen- wie auch im Tierreich zu finden. Besonders reich sind Nieren, Muskelfleisch, Käseprodukte, Spinat, Salat, Spargel, Tomaten, Gurken, Getreide und Hefe. Grundsätzlich wird die Folsäure aus tierischen Produkten besser vom Körper aufgenommen als aus pflanzlichen.

Zu den Folgen eines Folsäuredefizits in der Schwangerschaft liegen eindeutige Forschungsergebnisse vor:

- Aus dem Neuralrohr (das Neuralrohr entsteht beim Embryo aus der Neuralplatte, der ersten Anlage des Zentralnervensystems) entstehen beim Embryo Gehirn und Rückenmark. Defekte des Neuralrohres führen zu schweren Fehlbildungen wie zu einem Nichtanlegen des Gehirns, krankhaften Ausstülpungen von Hirn- und Rückenmarksgewebe und zum Wasserkopf. Das Risiko solcher Fehlbildungen liegt statistisch zwischen 1 und 1,5 auf 1000 Lebendgeburten. Wurde bereits ein Kind mit einem Neuralrohrdefekt zur Welt gebracht, erhöht sich das Risiko für die nachfolgenden Kinder, ebenfalls einen Neuralrohrdefekt zu erleiden, um das Zehn- bis Zwanzigfache.

- Regelmäßige Folsäuregaben *(Folsäure 800 Mikrogramm Ratiomed Tabletten)* vermindern die Häufigkeit von Neuralrohrdefekten signifikant auf weniger als ein Drittel.

- Bei Frauen, die schon eine Schwangerschaft mit einem Neuralrohrdefekt hatten, konnte durch Folsäuresubstitution *(Folsäure 800 Mikrogramm Ratiomed Tabletten)* das Wiederholungsrisiko um 72 Prozent gesenkt werden.

Alles in allem beeindruckende Ergebnisse durch eine gezielte Folsäureeinnahme! Denn durch die Nahrung – das steht eindeutig fest – läßt sich der um 100 Prozent gestiegene Bedarf in Schwangerschaft und Stillzeit nicht decken.

Folsäuremangel führt bei der werdenden Mutter zu Stimmungsschwankungen, einem Abfall der geistigen Leistungsfähigkeit und Schleimhautveränderungen. Außerdem konnte nachgewiesen werden, daß Frauen mit Blutungen während der Schwangerschaft und Fehlgeburten oft einen zu niedrigen Folsäurespiegel aufweisen.

Folsäureeinnahme – ja, aber richtig

Mit der Einnahme eines Folsäurepräparates *(Folsäure 800 Mikrogramm Ratiomed Tabletten)* muß möglichst früh (vier bis acht Wochen) vor der Empfängnis begonnen werden. Das ist wichtig, da der Schluß des Neuralrohres schon zwischen dem 22. und 28. Schwangerschaftstag erfolgt und zu dieser Zeit die optimale Folsäurekonzentration im Körper vorliegen muß.

Die Folsäurezufuhr sollte während der ganzen Schwangerschaft und Stillzeit erfolgen.

Aufgrund der guten Verträglichkeit von *Folsäure 800 Mikrogramm Ratiomed Tabletten* sind Nebenwirkungen auch durch höhere Dosen über längere Zeit nicht zu befürchten.

Vorsicht vor zuviel Vitamin A

Das Bundesgesundheitsamt warnt vor zuviel Vitamin A während der Schwangerschaft. Mengen über 10 000 I. E. Vitamin A pro Tag wirken fruchtschädigend. Deshalb sollten schwangere Frauen Leber und leberhaltige Produkte meiden. Sie enthalten sehr viel Vitamin A (200 g frische Kalbsleber enthält bis zu 260 000 I. E. Vitamin A).

Auf der anderen Seite führt Vitamin-A-Mangel zu Störungen der normalen Entwicklung des Embryos. Deshalb wird Schwangeren und Frauen, die schwanger werden könnten, empfohlen, ihre Tageszufuhr auf 10 000 I. E. Vitamin A zu begrenzen.

Wichtig: viel trinken

Schwangere und Stillende sollten reichlich trinken, vor allem Kräuter- und Früchtetees, Mineralwasser sowie Frucht- und Gemüsesäfte. Alkohol sollte strikt gemieden werden, auch das »Gläschen in Ehren«. Alkohol kann zu nachweisbaren Hirnentwicklungsstörungen und einer Verzögerung der geistigen Entwicklung führen. Bei Mineralwasser sollten Sie natriumarme Sorten bevorzugen, vor allem wenn Wasseransammlungen in den Beinen auftreten.

Die Wechseljahre – keine Krankheit, sondern ein neuer Lebensabschnitt

Es gibt wohl kaum eine Frau, die den Wechseljahren nicht mit gemischten Gefühlen oder sogar Angst entgegensieht. Denn die hormonelle Umstellung des Körpers und die damit verbundenen Beschwerden und Veränderungen stürzen viele Frauen in eine Identitätskrise. Aus ihr kann man sich aber mit Hilfe verständnisvoller Menschen, einer Portion Selbstvertrauen und der richtigen Therapie befreien und den Start in einen neuen Lebensabschnitt wagen.

Die Wechseljahre – was ist darunter zu verstehen?

Unter den Wechseljahren – Klimakterium – versteht man den Zeitraum, in dem sich der Hormonhaushalt der Frau auf die Zeit umstellt, in der eine Schwangerschaft nicht mehr eintreten kann. Vom zeitlichen Ablauf her lassen sich die Wechseljahre in drei Phasen einteilen:

– Die *Prämenopause:* Das sind die Jahre vor dem Aufhören der Regelblutungen.
– Die *Menopause:* der Zeitpunkt der letzten Regelblutung. Meist wird jedoch das Jahr nach der letzten Regelblutung darunter verstanden.
– Die *Postmenopause:* die Lebenszeit einer Frau nach der letzten Regelblutung.

Die Vorboten des Klimakteriums

Zwischen dem fünfunddreißigsten und vierzigsten Lebensjahr beginnt bei der Frau allmählich ein körperlicher Rückbildungsprozeß. Es kommt zu einer Schrumpfung der Eierstöcke und zu Störungen in der Hormonproduktion. Der seit Jahren reibungslos funktionierende Regelkreislauf der Hormone gerät immer mehr durcheinander. Die Bildung der weiblichen Sexualhormone, der Östrogene und des Progesterons, läßt nach.

Zunächst findet der Eisprung nicht mehr regelmäßig statt. Zwischen dem vierzigsten und fünfzigsten Lebensjahr wird er seltener und unberechenbarer. Auch die Monatsblutungen treten nur noch unregelmäßig auf.

Wenn der Körper nur noch sehr geringe Mengen Östrogene und kein Progesteron mehr bildet, hören die Regelblutungen auf. Die Frau verliert die Fähigkeit zur Fortpflanzung. Ihre letzte Regelblutung haben die Frauen in Europa im Durchschnitt im Alter von fünfzig Jahren.

Die häufigsten Beschwerden

Der während des Klimakteriums auftretende Mangel an Östrogenen führt bei 70 bis 85 Prozent aller Frauen zu Beschwerden, die sehr belastend sein können und die Lebensqualität in dieser Zeit beeinträchtigen.

An körperlichen Symptomen treten vor allem neben unregelmäßigen Zyklusintervallen Veränderungen der Haut und Genitalschleimhaut, verbunden mit Trockenheit, Juckreiz und Faltenbildung, auf sowie unkontrollierbarer Harnabgang. Es kommt zu Spannungsgefühlen in den Brüsten und unspezifischen Beschwerden wie Gliederschmerzen,

Verdauungsstörungen und allgemeiner Erschöpfung. Als Folge der hormonellen Umstellung zeigen sich Störungen im vegetativen Nervensystem, die sich als Hitzewallungen, Nachtschweiß, Schlafstörungen, Kopfschmerzen und Herzjagen äußern.

Nicht zu unterschätzen sind die psychischen Beschwerden im Klimakterium wie Nervosität, Reizbarkeit, Angstgefühle und Stimmungslabilität bis hin zur Depression. Diese Symptome werden oft durch Veränderungen im Umfeld der Frau verstärkt.

Während der Mann in diesem Alter den Höhepunkt seiner beruflichen Karriere erreicht, verlassen die Kinder das Haus. Die Frau verliert ihre langjährige Aufgabe als sorgende Mutter. Sie fühlt sich auf einmal einsam und hilflos und bedarf hier besonders der Zuwendung und Hilfe des Mannes.

Untersuchungen ergaben, daß Frauen, die ihre Hauptaufgabe als Mutter und in der Realisierung von Familienpflichten sehen, besonders unter klimakterischen Beschwerden leiden. Sie sind stärker seelisch und körperlich beeinträchtigt als Frauen, die mit oder ohne Familie sich im Beruf engagieren und eigene Ziele verfolgen.

Viele Frauen betrachten auch das Erlöschen der Fortpflanzungsfähigkeit als Verlust der Fraulichkeit und den Beginn des Alterns. Eine Betrachtungsweise, die sehr negativ ist, wenn man bedenkt, daß eine Frau, die in die Wechseljahre kommt, bei der heutigen Lebenserwartung noch ein Drittel ihres Lebens vor sich hat.

Alle diese zahlreichen Störungen können sich hinsichtlich Art und Schweregrad bei jeder Frau anders äußern.

Wechseljahre und Sex

Abgesehen von den Veränderungen der Genitalschleimhaut und ihren Folgen wird die sexuelle Erlebnisfähigkeit
durch das Klimakterium nicht beeinträchtigt. Und doch
stellen viele Paare in dieser Zeit eine Veränderung in ihrem
Sexualleben fest. Denn in der Vorstellung vieler Frauen
gehören Sex, Erotik und Attraktivität zusammen. Das Nachlassen der körperlichen Attraktivität führt deshalb bei vielen
auch zu einer negativen Beeinflussung des Sexuallebens.
Manche Frau findet sich nicht mehr liebens- und begehrens-
wert. Falsche Schamgefühle entstehen, die Frau verweigert
sich unter Angabe von Scheingründen dem Partner.
Diese Situation kann das partnerschaftliche Zusammenleben stark belasten. Deshalb ist es in den Wechseljahren für
Frau und Mann von großer Bedeutung, sich von der Vorstellung zu lösen, daß Sexualität und Fruchtbarkeit eine Einheit
bilden. Besonders Aufgabe des Mannes sollte es sein, seiner
Frau mit Takt, Verständnis und Aufmerksamkeit bei der
Bewältigung dieses Lebensabschnitts zu helfen. Hierbei
spielen Zärtlichkeit, Hautkontakt, Geborgenheit und Nähe
eine große Rolle.

Möglichkeiten und Grenzen der
Selbstmedikation

Viele Frauen haben heute den Wunsch, klimakterische Beschwerden mit natürlichen Mitteln selbst zu behandeln. Vor
allem wenn nur einzelne Symptome wie z. B. Nachtschweiß
oder Schlafstörungen bestehen oder die Intensität der Störungen nicht zu groß ist. Dabei muß darauf hingewiesen
werden, daß schwerwiegendere Beschwerden wie etwa star-

ke, unregelmäßige Blutungen unbedingt der Behandlung des Arztes bedürfen.

Viele Ärzte verschreiben heute ihren Patientinnen Hormonpräparate. Sie führen dem Körper die Sexualhormone zu, die in den Wechseljahren nicht ausreichend oder gar nicht mehr vom Körper produziert werden können. Mit dieser Substitution ist ein Rückgang klimakterischer Beschwerden verbunden, doch durch die Hormongaben wird

> Die Abnahme der Östrogenproduktion in den Wechseljahren kann zu Folgeerkrankungen führen: Osteoporose (Knochenschwund) und Herz-Kreislauf-Erkrankungen.
>
> Wichtig für die Wechseljahre ist eine Umstellung auf eine salzarme und besonders pflanzliche Kost.

der natürliche Prozeß des Klimakteriums lediglich auf einen späteren Zeitpunkt verschoben. Deshalb sind sie nur bei bestehender Osteoporose oder erhöhtem Osteoporose-Risiko einzusetzen. Hierbei ist eine Osteoporose-Prophylaxe mit künstlichen Hormonen nur sinnvoll, wenn sie als Langzeittherapie (mindestens zehn Jahre lang) durchgeführt wird. Diese kann aber erhebliche Nebenwirkungen und Risiken mit sich bringen.

Bei bestimmten Vorerkrankungen wie etwa schweren Leberschäden, Blutgerinnungsstörungen, Gebärmutter- oder Brustkrebs ist eine Hormontherapie nicht möglich. Viele Frauen lehnen eine Hormontherapie ab, weil sie sie als künstlichen Eingriff in einen natürlichen Vorgang ihres Körpers betrachten. Außerdem kann es unter Hormongaben zu lästigen Begleiterscheinungen wie Übelkeit, Gewichtszunahme, Spannungsgefühlen und Schmerzen in den Brüsten und Abbruchsblutungen kommen.

Behandlungsmöglichkeiten

Phytotherapie

- Die Wurzeln der Traubensilberkerze *(Klimadynon Filmta-bletten* und *Lösung)* enthalten Wirkstoffe, die – obwohl sie keine Hormone sind – wie die Östrogene im Körper wirken. Somit ist diese Heilpflanze bei klimakterischen Beschwerden wie Hitzewallungen, Schweißausbrüchen, Schlafstörungen und depressiven Verstimmungszuständen wirksam.
- Treten besonders Nachtschweiß und Hitzewallungen auf, dann gilt der Salbei als bewährte Heilpflanze. Wer sich eine lang anhaltende Hemmung der Schweißbildung wünscht, sollte sich – statt des Tees – für ein Salbeipräparat *(Salvysat Bürger Dragees* und *Tropfen)* entscheiden. Dieses pflanzliche Naturheilmittel kann man immer bei sich haben und überall bequem einnehmen. Wegen seiner guten Verträglichkeit ist es auch für eine längere Einnahme zu empfehlen.
- Teemischung: Dieser Tee kann gegen alle Beschwerden der Wechseljahre eingesetzt werden:

Johanniskraut	2 Teile,
Schafgarbekraut	2 Teile,
Melissenblätter	2 Teile,
Frauenmantelkraut	2 Teile,
Hopfenzapfen	1 Teil
Hirtentäschelkraut	2 Teile,

Achten Sie auf eine geregelte Verdauung!

Viel Bewegung an frischer Luft und Sport helfen auch über die Wechseljahre hinweg!

Teezubereitung: Aufguß (1 Eßlöffel Tee auf 1 Tasse Wasser).

Dosierung: 3mal täglich 1 Tasse 6 Wochen lang, bei Bedarf Kur wiederholen.

– Wenn Beschwerden wie Schlafstörungen, Nervosität, Reizbarkeit und innere Unruhe vorherrschen, sollte man eine Kombination von Baldrian und Hopfen *(Boxocalm Dragees)* bevorzugen.

– Bei Angst, Stimmungsschwankungen bis hin zur Depression ist das Johanniskraut *(Cesradyston 200 Kapseln* und *Tropfen)* die geeignete Heilpflanze.

– Die Wechseljahre sind für viele Frauen eine körperlich und seelisch belastende Zeit. Häufig treten hier Leistungsabfall, Erschöpfungszustände, Müdigkeit und Nervenschwäche auf, hervorgerufen durch die hormonellen Veränderungen und die dadurch bedingten klimakterischen Beschwerden. Zur Stärkung der Nerven und Abwehrkräfte und zur Verbesserung des körperlichen und geistigen Wohlbefindens haben sich in der Praxis Blütenpollen *(Melbrosia Kapseln)* bewährt. Sie enthalten ein natürliches Gemisch von Eiweißen, Kohlenhydraten, Mineralstoffen und Enzymen.

Aromatherapie

Bei vielen Frauen verstärkt Streß die Beschwerden der Wechseljahre. Hier hilft *Lavendelöl.* 15 Tropfen abends in der Duftlampe oder 25 Tropfen, in Honig verrührt auf ein Vollbad, beseitigen Aufregung, Spannungskopfschmerzen, nervöse Magenbeschwerden und helfen nach einem anstrengenden Arbeitstag beim »Abschalten«.

Auch *Wechselfußbäder* erweisen sich als wirksam gegen klimakterische Beschwerden. Man stellt zwei Becken – eines mit heißem, das andere mit kaltem Wasser – bereit, taucht beide Füße zunächst 3 Minuten ins warme, dann 10 Sekunden lang ins kalte Wasser. Diese Prozedur wiederholt man 3- bis 5mal. Zum Abschluß Füße nur kurz ins kalte Wasser tauchen und abfrottieren.

Osteoporose –
warum sind fast nur Frauen betroffen?

Bis vor wenigen Jahren galt die Osteoporose (Knochen-schwund) als unabänderliches Schicksal. Erst seit Anfang der achtziger Jahre gibt es in der Medizin Möglichkeiten der Früherkennung, Vorbeugung und Therapie dieser oft un-terschätzten Krankheit.

In Deutschland schon eine Volkskrankheit

Schätzungsweise sechs bis acht Millionen Menschen – vor-wiegend Frauen – leiden in Deutschland an Knochen-schwund. Als Folge werden jedes Jahr rund 70 000 Ober-schenkelhalsbrüche registriert, deren Behandlung fast eine Milliarde Mark kostet – Tendenz steigend.

Die Osteoporose wird in der Öffentlichkeit immer nur als Frauenkrankheit angesprochen. Dennoch sind über 10 Pro-zent der Osteoporosekranken Männer. Bei ihnen tritt die Krankheit meist erst nach dem siebzigsten Lebensjahr auf. Doch in der Mehrzahl erkranken Frauen, wobei die typi-schen Beschwerden wie Schmerzen, Bewegungsbeeinträch-tigungen sowie ihre Folgen (Brüche) sich in der Regel nach dem sechzigsten Lebensjahr zeigen. Eine der Ursachen besteht darin, daß viele Frauen in oder nach den Wechsel-jahren einen stark erhöhten Knochenabbau erfahren. Denn im Klimakterium stellen die Eierstöcke die Produktion der Östrogene ein. Diese Hormone haben die ganzen Jahre die

Knochen vor einem erhöhten Calciumverlust geschützt. Der Verlust der Östrogene kann zu einem verstärkten Knochenabbau führen und stellt ein besonderes Osteoporoserisiko für die Frau dar.

Was versteht die Medizin unter Osteoporose?

Die Medizin definiert die Osteoporose als Stoffwechselkrankheit der Knochen, die durch den Verlust an Knochenmasse, -struktur und -funktion das Knochenbruchrisiko steigert. Dabei treten Brüche vor allem im Bereich von Wirbelsäule, Oberschenkelhals, Unterarm und Rippen auf. Als Begleiterscheinungen zeigen sich eine schwindende Belastbarkeit der Knochen, Schmerzen, Fehlhaltung und Bewegungsbeeinträchtigung.

Ursachen für die Entkalkung der Knochen und damit für den Verlust an Knochenmasse gibt es mehrere: eine langjährige Cortisonbehandlung, Aufnahmestörungen von Calcium aus dem Darm, eine zu geringe Calciumzufuhr über die Nahrung sowie der schon erwähnte Östrogenmangel, beginnend in den Wechseljahren. Außerdem werden noch

---

Vorsicht mit Abführmitteln! Sie fördern die Calciumausscheidung aus dem Körper.

Da Bewegung jeglicher Art den Knochenabbau vermindert und den Knochenaufbau fördert, sollten sich Osteoporose-Patientinnen unabhängig vom Alter entsprechend ihren Möglichkeiten viel bewegen! Wichtig sind Bewegungsarten und Sport, die alle Muskelpartien beanspruchen, z. B. Schwimmen und Gymnastik.

---

weitere bis jetzt unbekannte Faktoren für die Osteoporoseentstehung vermutet.

Für die »Sünden« der Jugend im Alter büßen

Leider werden die Ursachen für den Knochenschwund im Alter vielfach schon in Kindheit und Jugend gelegt. Denn gerade eine ausreichende Calciumzufuhr während Wachstum und Entwicklung ist die beste Osteoporoseprophylaxe. Hier ist die Milch der ideale Calciumspender. 1 Liter Milch enthält 1 g Calcium und deckt somit fast den ganzen Tagesbedarf, der zwischen 1 und 1,5 g Calcium liegt.

> Trinken Sie öfters ein Glas Milch, und versuchen Sie auch, Ihren Kindern die Milch wieder schmackhaft zu machen.

Leider ist das Milchtrinken bei Kindern und Jugendlichen als altmodisch verpönt, und die meisten Eltern akzeptieren dies. Statt dessen sind Cola- und Soft Drinks »in«, die als Calciumspender nicht nur ungeeignet sind, sondern wegen ihres häufigen Koffein- und Phosphatgehaltes zu einem beschleunigten Calciumabbau aus den Knochen führen. Wie Untersuchungen ergaben, bewirkt ein häufiger Milchkonsum bis zum Alter von 25 Jahren eine deutlich erhöhte Knochendichte bei Frauen zwischen 44 und 74 Jahren. Milchkonsum ist deshalb für alle Altersgruppen die einfachste und billigste Osteoporosevorbeugung.

Der Stoffwechsel in den Knochen

Unsere Knochen haben im Körper eine wichtige Aufgabe zu erfüllen: Sie geben ihm Festigkeit und Schutz und ermöglichen dadurch ein aktives Leben. Die dazu notwendige

Frauen, die viel koffeinhaltigen Kaffee trinken, haben eine geringere Knochendichte.

Die Wirkung des Koffeins, das als »Calciumräuber« gilt, können Sie durch mindestens ein Glas Milch pro Tag ausgleichen.

Streichen Sie vorgefertigte Lebensmittel soweit wie möglich von Ihrer Speisekarte, denn ihr Phosphatgehalt verringert den Calciumgehalt im Körper.

Schonen Sie Ihre Wirbelsäule: nichts tragen, was man auch schieben könnte. Verteilen Sie Lasten gleichmäßig auf beide Arme.

Härte erhalten unsere Knochen durch den Mineralstoff Calcium, den der Körper der Nahrung entnimmt und in die Knochen einlagert. 1000 bis 1500 g Calcium enthält der menschliche Körper, wovon 99 Prozent als Kalksalz in den Knochen gespeichert sind. Das restliche eine Prozent befindet sich in den Körperzellen und den sie umgebenden Flüssigkeiten, z. B. dem Blut.

Nun sind unsere Knochen keine tote Materie – wie viele glauben –, sondern sie bestehen aus lebenden Zellen, in denen ständig Knochenaufbau- und -abbauprozesse stattfinden. Dabei wird der Knochenstoffwechsel durch zwei Gruppen von Knochenzellen gesteuert:

– Die *Osteoblasten* wirken knochenbildend; d. h., sie lagern Calcium aus dem Blut in die Knochen ein und bauen somit Knochensubstanz auf.
– Die *Osteoklasten* wirken knochenabbauend; d. h., sie geben Calcium aus den Knochen an das Blut ab und bauen somit Knochensubstanz ab.

Beim gesunden Knochenstoffwechsel arbeiten Knochenaufbau- und -abbauzellen im harmonischen Gleichgewicht. Eine Störung dieses Gleichgewichts führt zu Knochenerkrankungen. Der komplizierte Calcium- und Knochenstoffwechsel wird durch spezielle Hormone gesteuert. Knochenwirksam sind aber auch die weiblichen Sexualhormone (Östrogene) und das männliche Sexualhormon (Testosteron). Sie schützen die Knochen vor zu starkem Abbau und damit vor übermäßigem Calciumverlust.

Calciumaufnahme und -ausscheidung

Der wichtigste Faktor für den Knochenaufbau ist die Ernährung und hier besonders die Calciumzufuhr. Normalerweise werden durch den inneren Knochenumbau etwa 300 mg Calcium täglich freigesetzt und die gleiche Menge für die Knochenneubildung benötigt.
Täglich werden rund 90 mg Calcium mit dem Stuhl und 100 bis 200 mg mit dem Urin ausgeschieden. Die tägliche Calciumzufuhr sollte aber die ausgeschiedene Menge übersteigen, da im Magen-Darm-Trakt nur etwa 30 Prozent des in der Nahrung enthaltenen Calciums in den Körper aufgenommen wird. So ergibt sich ein Calciumbedarf beim Erwachsenen von rund 1000 mg täglich. Beim Jugendlichen in der Pubertät steigt der Calciumbedarf auf 1200 mg pro

Tag, und Frauen in den Wechseljahren und danach sollten 1500 mg Calcium täglich zu sich nehmen.

Die negative Calciumbilanz wird beim älteren Menschen oft noch durch eine mangelhafte Ernährung und ein Nachlassen der Verdauungsfähigkeit verstärkt. Bereits ein Fehlen von 300 mg Calcium pro Tag löst einen Knochenverlust von 10 Prozent pro Jahr aus.

Oft wird die Frage gestellt, ob eine ausreichende Calciumaufnahme gesundheitliche Schäden wie z. B. Arterienverkalkung (Arteriosklerose) verursacht. Die Sorge ist unbegründet, da diese Krankheit auf anderem Wege entsteht. Was der Körper an Calcium nicht braucht, nimmt er auch nicht auf.

Menschen, die Milch nicht vertragen und davon Blähungen oder Durchfall bekommen, müssen nicht auf diese wichtige Calciumquelle verzichten. In der Regel lassen sich diese störenden Symptome durch den Genuß von Sauermilchprodukten vermeiden, und auch Quark, Joghurt und Dickmilch sind gute Calciumlieferanten. Ebenfalls reich an Calcium sind Käse (Ausnahme Schmelzkäse), Brunnenkresse und gekochter Grünkohl.

Wichtig ist, daß jede fünfzigjährige Frau beim Arzt eine Knochendichtebestimmung durchführen läßt. Wird so eindeutig ein Osteoporoserisiko festgestellt, ist rechtzeitig mit der Therapie zu beginnen. Sie erfordert aber ein aktives »Mittun« der betroffenen Frau.

Auf die Notwendigkeit und Risiken einer Hormontherapie bei Osteoporose wird auch im Kapitel über die Wechseljahre hingewiesen.

Behandlungsmöglichkeiten

Biochemie

Als Aufbaumittel für die Knochen kommt Calciumphosphat *(Calcium phosphoricum D6)* zur Anwendung, das aber über Monate hinweg regelmäßig eingenommen werden muß. Dosierung: 3mal täglich 1 Tablette.

Mineralstoffe

Während bis jetzt zur Vorbeugung und Prophylaxe der Osteoporose überwiegend Calciumpräparate gegeben wurden, hat sich erfolgreich eine neue Therapie durchgesetzt: die Kombination von Calcium und Vitamin D_3.

> Gehen Sie auch in unwirtlicher Jahreszeit viel spazieren, um in der Haut die Vitamin-D_3-Bildung zu ermöglichen. Schon ein täglicher Spaziergang von 10 Minuten in der Sonne ist ausreichend.

Wie sind diese Behandlungserfolge zu erklären? Die Aufnahme von Calcium aus der Nahrung oder einem Calciumpräparat und seine Einlagerung in die Knochen ist nur möglich, wenn genügend Vitamin D_3 im Körper vorhanden ist. Doch Vitamin-D_3-Mangel ist – wie Untersuchungen ergaben – bei älteren Menschen weit verbreitet, besonders in den Herbst- und Wintermonaten. Denn der Körper bildet auch selbst in der Haut aus Vorstufen mit Hilfe des Sonnenlichts Vitamin D_3. Leider verlassen ältere Menschen seltener das Haus, halten sich weniger in der Sonne auf und kleiden sich meist »körperbedeckend«. Deshalb sollte die Osteoporosetherapie nach den Wechseljahren immer mit einer Kombination von Calcium und Vitamin D3 erfolgen.

Hierbei ist es sehr wichtig, ein hochdosiertes Calciumpräparat *(Calcium-dura Filmtabletten)* einzusetzen. Jede Filmtablette enthält 600 mg Calcium, so daß pro Tag nur 2 Filmtabletten *Calcium-dura* einzunehmen sind, um den Bedarf zu decken. Zur Vitamin-D3-Therapie sind *Vitamin-D3-Hevert-Tabletten* geeignet.

»Wer regelmäßig Calcium und Vitamin D3 einnimmt, senkt sein Risiko, sich den Oberschenkelhals oder die Wirbelsäule zu brechen«, so faßte der Osteoporoseexperte Prof. Helmut Minne seine Erfahrungen auf diesem Gebiet zusammen.

Rauchen – nicht nur blauer Dunst

Das folgende Kapitel soll keine »Strafpredigt« für rauchende Frauen sein! Der Autor will lediglich die medizinisch gesicherten Folgen des Rauchens und die Möglichkeiten der Entwöhnung aufzeigen und damit zum Nachdenken anregen, denn 46 Prozent aller Tabakkonsumenten sind Frauen.

Was enthält der Zigarettenrauch?

Mit jeder Zigarette nimmt der Raucher 1,5 bis 3 mg Nikotin über die Lunge in den Körper auf. Nikotin ist der stark wirkende Inhaltsstoff (Alkaloid) der Blätter der Tabakpflanze.

50 mg Nikotin wirken tödlich, wenn sie auf einmal, beispielsweise durch eine Injektion, in den Körper kommen. Das ist aber in etwa auch die Menge, die viele Raucher täglich zu sich nehmen. Die Vergiftungserscheinungen bleiben nur deshalb aus, weil das Nikotin mit jeder Zigarette nur in »kleinen Dosen« in den Körper kommt und hier rasch abgebaut wird.

Nikotin gelangt beim Rauchen schnell ins Gehirn und kann Vergnügen, Anregung und Entspannung hervorrufen. Es wirkt antiaggressiv, mildert Angst und Hunger und erhöht die Streßtoleranz.

Nikotin stimuliert die Herztätigkeit und verengt zusammen mit dem im Zigarettenrauch enthaltenen Kohlenmonoxid die Blutgefäße, was auf die Dauer zu Durchblutungsstörungen mit schweren Folgen führt.

Neben Nikotin, Kohlenmonoxid und krebserregenden Teerstoffen sind im Zigarettenrauch noch über tausend weitere zum Teil schädliche Stoffe enthalten.

Warum gerade Frauen?

Während weltweit bei Männern der Trend zu erkennen ist, mit dem Rauchen aufzuhören, wächst die Anzahl der Frauen, die zur Zigarette greifen.

Untersuchungen in den USA ergaben, daß Rauchen auch ein soziales Problem ist: so sind dort in allen Altersgruppen die meisten Raucher zu finden, wo die Schulbildung am niedrigsten ist.

Tatsache ist, daß die Frau seit Jahren das bevorzugte Zielobjekt der Werbung der Zigarettenindustrie ist – und das leider mit Erfolg. Denn zu einer Frau, die jugendlich-schön, attraktiv und beruflich erfolgreich ist, gehöre die Zigarette. Außerdem lasse sich mit der Zigarette jedes Gewichtsproblem lösen.

So sind viele Frauen zu der Überzeugung gekommen, Rauchen sei ein Ausdruck der wachsenden Emanzipation, und handeln auch danach.

Englische Analysen ergaben, daß sich die Motive der Frauen zum Rauchen von denen der Männer sehr unterscheiden.

Vor allem belastende Familienpflichten und niedriges Einkommen sind für Frauen der Grund, sich für die Zigarette zu entscheiden.

Rauchen bei Frauen muß generell als Antwort auf den immer größer werdenden Streß verstanden werden. So rauchen beispielsweise in den USA geschiedene oder getrennt lebende Frauen doppelt so häufig wie verheiratete.

Rauchen – eine »Kulthandlung«

Neben der Wirkung des Nikotins auf Körper und Geist muß auch der psychologische Effekt des Rauchens gesehen werden. »Jetzt rauchen wir erst einmal eine!« Dieser häufige Ausspruch zeigt ganz deutlich: Das Rauchen einer Zigarette bedeutet für viele eine Erholungsphase, ein kurzes Innehalten im täglichen Streß. Und da meistens nicht allein geraucht wird, hat die Zigarette auch soziale Bedeutung. Sie verbindet mehrere Menschen durch die gleiche Tätigkeit – das Rauchen – und schafft so ein Zusammengehörigkeitsgefühl.

Hinzu kommt, daß die Tätigkeit des Rauchens für viele eine Möglichkeit ist, ihre Nervosität und Gereiztheit abzureagieren.

Auch die Mimik und Gestik beim Rauchen lassen interessante Schlüsse auf die psychische Verfassung des einzelnen zu.

Rauchen und weibliche Hormone

Ganz spezifisch für die Frau sind die Nachteile, die das Rauchen im Hormonhaushalt – besonders im Östrogenstoffwechsel – verursacht.

Die Substanzen der Zigarette besitzen antiöstrogene Eigenschaften, die zu einem Östrogenmangel führen. Er ist um so ausgeprägter und anhaltender, je länger und je stärker geraucht wird.

Als eindeutige Folge dieses Hormonmangels gilt die Tatsache, daß Raucherinnen etwa ein bis anderthalb Jahre eher in die Wechseljahre kommen als Frauen, die nicht rauchen. Auch die Osteoporose und damit verbundene Knochenbrüche treten bei Raucherinnen häufiger auf und werden auf diesen Hormonmangel zurückgeführt.

Die weiblichen Hormone schützen auch die Frau vor Herz-Kreislauf-Erkrankungen, so daß bedeutend mehr Männer an Herzinfarkt und Schlaganfall erkranken als Frauen in der Zeit vor dem Klimakterium. Rauchen zerstört diesen natürlichen Schutzmechanismus! Dies ergaben Untersuchungen bei 120 000 amerikanischen Krankenschwestern. Demzufolge erhöht Rauchen signifikant das Herzinfarktrisiko bei Raucherinnen in deutlicher Abhängigkeit von der Intensität des Rauchens. Der Zigarettenkonsum bedeutet für die Frau aber auch Störungen der Fruchtbarkeit, unregelmäßige Zyklen und verstärkte sowie verlängerte Menstruationsblutungen.

Tabak und Schwangerschaft

Viele Aspekte der Schwangerschaft werden durch das Rauchen der werdenden Mutter ungünstig beeinflußt. Im folgenden werden die medizinischen Ergebnisse aufgeführt, die eindeutig gesichert sind:

– größere Häufigkeit von Fehlgeburten,
– erhöhte Anzahl von Blutungen, vorzeitige Plazentalösung und vorzeitiger Blasensprung,
– erhöhte Sterblichkeit bei der Geburt und im ersten Lebensjahr,
– mehr Frühgeburten,

- 200 bis 250 g geringeres Geburtsgewicht im Vergleich zu Kindern von Nichtraucherinnen,
- Entwicklungsstörungen der Kinder bei Wachstum, nervlichen und geistigen Funktionen und Verhalten.

In Deutschland geben 50 Prozent aller Raucherinnen mit der Kenntnis einer Schwangerschaft das Rauchen auf bzw. reduzieren deutlich. Leider raucht jede fünfte Schwangere weiter.

Auch der Teint leidet

Das Aussehen einer Frau besitzt in unserer Gesellschaft einen großen Stellenwert. Wahrscheinlich denken viele Raucherinnen daran nicht. Denn Rauchen hinterläßt sichtbare Spuren im Gesicht und beschleunigt den Alterungsprozeß der Haut: Die Haut trocknet schneller aus, wird faltig und verfärbt sich. Als Ursache wurde die meßbare Durchblutungsabnahme der Haut in Form der Verringerung der Hautdicke und des Kollagengehaltes erkannt.

Rauchen und Krebs

In den USA rauchten 1991 23,5 Prozent der Frauen. Verglichen mit früheren Jahren, waren viele Frauen jünger, als sie mit dem Rauchen begannen. Außerdem stieg der Anteil der Frauen, die täglich mehr als 25 Zigaretten rauchten, von 13 Prozent im Jahr 1965 auf 23 Prozent 1985.
Bei der Krebssterblichkeit in den USA nahmen Bronchialkarzinome mit 56 000 Todesfällen 1993 auch bei Frauen den traurigen ersten Platz ein.

An Brustkrebs starben 1993 schätzungsweise 46 000 Frauen. 61 Prozent des Mundhöhlenkrebses bei Frauen und 30 Prozent des Gebärmutterhalskrebses können eindeutig auf Tabakkonsum zurückgeführt werden.

Alles Zahlen, die eindeutig sind und keines Kommentars bedürfen!

Wichtig ist es, den festen Entschluß zu fassen, mit dem Rauchen aufzuhören (Termin dick im Kalender anstreichen)!.

Um schwerer rückfällig zu werden, erzählen Sie allen Freunden, Bekannten und Arbeitskollegen von Ihrem Entschluß.

»Geteiltes Leid ist halbes Leid.« Versuchen Sie, jemanden zu finden, der mit Ihnen zusammen mit dem Rauchen aufhört.

Entfernen Sie alles, was Sie in Versuchung führen könnte: Zigaretten, Feuerzeug, Aschenbecher usw. Für jeden Tag, den Sie standhaft waren, haben Sie eine kleine Belohnung verdient, z. B. eine Mark fürs Sparschwein.

Ist der tabakrauchende Ehepartner ein Gesundheitsrisiko?

Unter Passivrauchen ist das Einatmen von Zigarettenqualm zu verstehen, dem Nichtraucher zwangsläufig durch den Tabakkonsum von Rauchern ausgesetzt sind. Dabei atmen die Nichtraucher zu 85 Prozent den von der glimmenden Zigarette ausgehenden Rauch – den sogenannten Nebenstromrauch – ein.

Hier gefährden sich am häufigsten Ehepartner, wobei das Risiko passivrauchender Ehefrauen höher ist als bei passivrauchenden Ehemännern.

Der Nebenstromrauch ist in puncto Krebsrisiko bedeutend gefährlicher als der Hauptstromrauch (Rauch, den man durch Ziehen an der Zigarette einatmet), denn er enthält viel mehr Schadstoffe. In den USA sterben an den Folgen des Passivrauchens jedes Jahr ca. 53 000 Nichtraucher.

Passivrauchende Schwangere sind dabei mehr gefährdet als Frauen, die in einer nikotinfreien Umgebung ihr Kind austragen. Deshalb sind auch die negativen Auswirkungen in der Schwangerschaft bei Raucherinnen und Passivraucherinnen ähnlich, besonders die Wachstumsverzögerungen beim ungeborenen Kind.

Was ist zu tun?

Jeder Erwachsene ist für sich voll verantwortlich, auch für die Entscheidung über eine gesunde oder ungesunde Lebensweise.

Trotzdem brauchen hier viele Menschen Hilfe, auch wenn diese Hilfe mit Scheinargumenten wie »persönliche Freiheit des einzelnen« häufig verteufelt wird. Dabei kann die wichtigste Hilfe nur eine Gesundheitserziehung sein mit dem Ziel, ein entsprechendes Gesundheitsbewußtsein herauszubilden. Das gelingt nur durch die Aufklärung über die Schädlichkeit des Rauchens. Auch die Naturheilkunde hat hier Möglichkeiten, dieses Vorhaben zu unterstützen.

Behandlungsmöglichkeiten

Phytotherapie

Da das Nikotin ein Pflanzeninhaltsstoff ist, muß die Behandlung mit Nikotinersatzpräparaten im Rahmen der Phytotherapie gesehen werden.

Jeder weiß, daß Rauchen zu einer Nikotinabhängigkeit führt, von der man sich nur sehr schwer lösen kann. In der Vergangenheit wurde eine Vielzahl von Entwöhnungsverfahren entwickelt. Leider ohne durchschlagenden Erfolg, denn zwei Drittel der Aufhörwilligen werfen innerhalb von drei Monaten das Handtuch und werden rückfällig. Die meisten werden mit den Entzugserscheinungen (Unruhe, Gereiztheit, Konzentrationsstörungen, Kopfschmerzen, Schwindel und Schlafstörungen) nicht fertig. Nach drei bis vier Wochen Entzug klingen diese Symptome langsam ab.

Die in der Praxis erfolgreichste Methode ist die Anwendung von Nikotinpflastern *(Nikofrenon Pflaster 10, 20* und *30).* Hier wird das die Abhängigkeit erzeugende Nikotin ohne die in der Zigarette enthaltenen Schadstoffe in ein Pflaster eingearbeitet, da bekannt ist, daß reines Nikotin in den beim Rauchen aufgenommenen Mengen für gesunde, daran gewöhnte Erwachsene unschädlich ist. Jedes Nikotinpflaster ist so »konstruiert«, daß es innerhalb von 24 Stunden eine ganz bestimmte Menge Nikotin freisetzt, das von der Haut in den Körper des Rauchers aufgenommen wird. Ein *Nikofrenon Pflaster 10* ist 10 cm^2 groß und gibt innerhalb von 24 Stunden 7 mg Nikotin an die Haut ab. So ersetzt in der Entwöhnungsphase das Nikotinpflaster das Nikotin der Zigarette, wobei der Raucher durch langsame Nikotinreduzierung von seinem Laster loskommen soll. Das geeignete

Nikotinpflaster wird nach der Intensität des Rauchens gewählt: Raucher, die über zwanzig Zigaretten täglich rauchen, kleben zunächst vier Wochen lang *Nikofrenon Pflaster 30*, benutzen dann anschließend vier Wochen das *Nikofrenon Pflaster 20* und beenden dann die Entwöhnungskur mit dem kleinsten *Nikofrenon Pflaster 10*, und auch das vier Wochen lang.

Wichtig ist, daß jedes Pflaster nur einen Tag auf der Haut bleiben darf. Daß in dieser Zeit das Rauchen zu unterbleiben hat, ist wohl selbstverständlich.

Besonders Frauen wissen es zu schätzen, daß mit Nikotinpflastern eine starke Gewichtszunahme vermieden werden kann. Dies betrifft vor allem die erste Zeit nach dem Rauchstopp, wenn die Versuchung, statt zu rauchen, überdurchschnittlich viel zu essen, am größten ist.

Homöopathie

Zur Unterstützung einer Raucherentwöhnung kann man es mit dem Hafer *(Avena sativa Urtinktur)* versuchen.
Dosierung: 3mal täglich 30 Tropfen.

Vitamine

Raucher weisen einen Mangel an Vitaminen auf, die als Radikalfänger fungieren. Dieser Vitaminmangel ist zum Teil auch für das erhöhte Krebsrisiko bei Rauchern verantwortlich. Eine verstärkte Zufuhr dieser Vitamine senkt bei Rauchern die Krebsgefahr, was am Beispiel des Lungenkrebses nachgewiesen werden konnte.

- Raucher sollten täglich ihrem Körper Vitamin C *(Cetebe-Kapseln)* zuführen.
  Dosierung: 2mal täglich 1 Kapsel.
- Mit Vitamin E *(Vitamin E 100 mg Jenapharm Kapseln)* lassen sich ebenfalls die Folgen des Rauchens reduzieren.
  Dosierung: 1mal täglich 1 Kapsel.
- Betacarotin *(Beta-Carotin 15 mg Ratiomed Kapseln)* macht auch die freien Radikale, die die Folgeschäden des Rauchens verursachen, unschädlich.
  Dosierung: 1mal täglich 1 Kapsel.

Spurenelemente

Selen ist Bestandteil eines körpereigenen Enzyms, das schädliche freie Radikale im Körper neutralisiert. Deshalb ist die zusätzliche Einnahme von Selen *(CellLife Selenium Tabletten 50* und *100 Mikrogramm)* durch Raucher sinnvoll. Dosierung: 1mal täglich 1 Tablette.

Gesundheit pur für jede Frau – der Apfel

Als eine rüstige neunzigjährige Dame von einem Reporter nach dem Rezept für ihr hohes Alter gefragt wurde, überlegte sie einen Moment und antwortete: »Ich habe mein ganzes Leben jeden Tag einen Apfel gegessen!« Sicher ist dies nicht der einzige Grund, aber eine große Portion Wahrheit enthält die Antwort doch. Denn der Apfelbaum mit seinen gesunden Früchten darf mit Recht auch als Heilpflanze bezeichnet werden.

Ballaststoffe sind kein unnötiger Ballast

Der Begriff »Ballaststoffe« wurde zu Beginn unseres Jahrhunderts geprägt, als man nur alle der Energieversorgung des Körpers dienenden Nahrungsbestandteile wie Fette und Eiweiße für wertvoll hielt.

Da einige Nahrungsstoffe vom Körper nicht verdaut und damit verwertet werden können, galten sie damals als überflüssig – als Ballaststoffe. Heute hat sich die wissenschaftliche Meinung über ihren Wert grundlegend geändert: Sie sind wichtige Nahrungskomponenten, die im Körper bestimmte Aufgaben erfüllen.

Ballaststoffe sind in unterschiedlicher Menge in pflanzlicher Nahrung enthalten. Zellulose, Hemizellulose, Pektine und Lignin zählen zu den bekanntesten.

Äpfel regeln die Verdauung

Äpfel enthalten als Ballaststoffe Zellulose und besonders Pektine, was ihren Gesundheitswert erhöht. Diese Ballaststoffe im Apfel sorgen auf natürliche Weise für einen regelmäßigen und weichen Stuhl und sind deshalb das beste Mittel bei Verstopfung.

Wer täglich ein bis zwei Äpfel ißt, hat normalerweise kaum Probleme mit der Verdauung. Ein Versuch mit ihnen – vor dem leichtfertigen Griff zum Abführmittel – ist ratsam. Denn die Apfelpektine sind unverdaulich, binden Wasser im Darm und erzeugen so die notwendige Stuhlmenge, die den Darm zu seiner natürlichen Tätigkeit anregt. Außerdem fördern die Ballaststoffe des Apfels die Produktion der Verdauungssäfte und dienen als wichtiger Nährboden für nützliche Darmbakterien.

Viele Untersuchungen deuten darauf hin, daß eine ballaststoffreiche Ernährung das Darmkrebsrisiko reduziert.

Sie stoppen den Durchfall

Durchfall (Diarrhoe) ist ein Zeichen gestörter Darmtätigkeit und kann viele Ursachen haben: verdorbene Nahrungsmittel, Medikamente, Bakterien, aber auch Schreck, Angst, Erregung und Nervosität.

Bei der Durchfallbehandlung gelten Äpfel als verläßliches Hausmittel. Ihre Pektine binden im Darm übermäßige Flüssigkeitsmengen, nehmen durchfallauslösende Bakterien und ihre Stoffwechselprodukte, die Toxine, auf und führen so zu einer Eindickung des Darminhaltes.

Wichtig ist es, die pektinreichen Äpfel – am besten frisch geschält und gerieben – drei bis fünfmal täglich einzunehmen und auf Getränke und andere Speisen in dieser Zeit zu verzichten.

Außerdem reinigt das Essen eines Apfels nach den Mahlzeiten die Zähne von Speiseresten.

Natürlicher Schutz der Blutgefäße

Zu den Zivilisationskrankheiten gehört auch die Arteriosklerose (Arterienverkalkung). Durch Ablagerungen an den Gefäßwänden, unter besonderer Beteiligung von Cholesterin, kommt es zu Verengungen und Durchblutungsstörungen der Arterien. Folgen sind letztendlich der Verschluß der Blutgefäße und der Ausfall bestimmter Organe. Der gefürchtete Herzinfarkt tritt dann auf, wenn eine oder mehrere den Herzmuskel versorgende Arterien (Herzkranzgefäße) verstopft sind und die Durchblutung zum Erliegen kommt. Zwecks Vorbeugung der Arteriosklerose ist der regelmäßige Apfelgenuß – ein bis zwei Äpfel am Tag – zweckmäßig. Die Apfelpektine binden im Körper die aus Cholesterin gebildeten Gallensäuren. Sie sind Bestandteil der Galle und helfen bei der Fettverdauung im Darm. Zur Neuproduktion von Gallensäuren muß die Leber Cholesterin aus dem Blut entnehmen, was zum Absinken des Blutcholesterins und damit des Arterioskleroserisikos führt.

Meist vergessen – die Apfeldiät

Eine zu reichliche Ernährung führt zu Übergewicht. Dies fördert das Entstehen vieler Krankheiten wie Arteriosklerose, Bluthochdruck, Zuckerkrankheit, Arthrose usw. Gesundheitliche Probleme und ästhetische Aspekte wecken

bei vielen Menschen den Wunsch ein paar Kilo abzuneh-
men. Aber das ist gar nicht so einfach! Die nicht mehr zu
übersehende Anzahl von »Schlankheitsmitteln« beweist
dies am besten.

Achten Sie beim Apfelkauf auf Frische und Qualität.

Teure Handelsklassen sagen nichts über den Gesundheitswert des Apfels.

Kaufen Sie keltertrüben Apfelsaft, denn nur er enthält noch
die wertvollen Pektine!

Leider wird das Naheliegende – eine Apfelkur – von den
meisten übersehen. Äpfel sind preiswert, gesund und
schmecken gut, was man von vielen »Schlankheitsmitteln«
nicht behaupten kann. Und auch ihre »schlankmachende
Wirkung« läßt sich erklären: Äpfel als ballaststoffreiche un-
verdauliche und energiearme Kost (in 100 g Apfel sind nur
ca. 60 Kalorien) machen schnell satt, ohne den Körper
kalorienmäßig sonderlich zu belasten. Außerdem unterdrückt die im Apfel enthaltene Apfelsäure das Hungerge-
fühl. Somit ist eine Apfelkur (Äpfel und Apfelsaft) für jeden
richtig, der ein paar Pfund abnehmen will.
Wie man das macht? Indem man Teile seiner normalen
Mahlzeiten, z. B. das Frühstück, durch das Essen von Äpfeln
ersetzt und über den Tag verteilt viel Apfelsaft trinkt.

Hilfreich für jede Frau

Äpfel enthalten Eisen und Calcium – Mineralstoffe, die besonders für Frauen von Bedeutung sind. Außerdem stärken
Äpfel, so die Volksmedizin, die Nerven.

Hier das Rezept für einen Nerventee:

Man zerschneidet einen ganzen Apfel mit Schale und Kerngehäuse in kleine Stücke und übergießt mit 2 Tassen siedendem Wasser. Läßt 15 Minuten unter Umrühren ziehen und gießt dann durch ein Sieb ab. Nur mit Honig süßen! 3 Tassen Apfeltee täglich, und das über mehrere Wochen, beruhigen und stärken die aufgebrachten Nerven.

Andere wertvolle Eigenschaften

Als Vitamin-C-Spender sind Äpfel auch nicht zu verachten. Dabei sollten Apfelsorten mit einem Vitamin-C-Gehalt zwischen 20 bis 35 mg pro 100 g Apfel bevorzugt werden. Da sich das Vitamin C unmittelbar unter der Apfelschale befindet, ißt man Äpfel am besten ungeschält.

Eine Apfelkur ist außerdem zu empfehlen bei Gicht, rheumatischen Beschwerden, chronischen Hautkrankheiten, Hämorrhoiden, Blasen- und Nierenleiden sowie Darmentzündungen.

Vitamin-C-Gehalt (in mg) pro 100 g:	
Berlepsch:	25–35
Undine:	25–30
Ontario:	20–25
Jonagold:	20–25
Goldparmäne:	11–18
Boskop:	10–16
Cox' Orange:	10–16
Golden Delicious:	5–17

Auch wenn man den Apfel nicht gerade gezielt zur Behandlung einer Gesundheitsstörung, z. B. Durchfall, einsetzt, sollte er gemäß dem englischen Sprichwort »An apple a day keeps the doctor away« (»Ein Apfel täglich macht den Doktor entbehrlich«) fester Bestandteil unserer täglichen Nahrung sein.

»Großreinemachen« im Körper – die Frühjahrskur

Viele Menschen erwarten mit Sehnsucht das Ende des Winters, und mit zahlreichen Volksfesten wurde früher die kalte Jahreszeit symbolisch verabschiedet und der Frühling begrüßt. In dieser Zeit stellt sich aber vielfach auch die bekannte Frühjahrsmüdigkeit ein.

Die Ursachen der Frühjahrsmüdigkeit

Die naßkalte Jahreszeit mit ihren kurzen Tagen und Witterungsunbilden zwingt viele zu einem verstärkten Aufenthalt in geschlossenen Räumen. So kommt es zu einem Mangel an Bewegung und frischer Luft. Außerdem verleiten die Feiertage mit Stollen, Gänsebraten, Süßigkeiten und einem guten Tropfen manche dazu, mehr als sonst zu essen und zu trinken. Und auch eine Unterversorgung mit Vitaminen und Mineralstoffen ist für diese Jahreszeit typisch.

Die Folgen lassen nicht lange auf sich warten: Gewichtszunahme (»Winterspeck«), Verstopfung, Herz- und Kreislaufprobleme, Schlafstörungen, verstärkte Venenbeschwerden und eine allgemeine Mattigkeit.

Besonders im Frühjahr, wenn die Natur aus ihrem Winterschlaf erwacht, werden diese Störungen für jeden von uns spürbar – als Frühjahrsmüdigkeit. Dann ist es höchste Zeit für eine Frühjahrskur!

Bei unseren Vorfahren war die Frühjahrskur Bestandteil

einer gesunden Lebensweise, und fast jeder unterzog sich ihr. Damals waren der Aderlaß, die zeitweise Einnahme von Abführmitteln und künstlich ausgelöstes Schwitzen wichtige Maßnahmen einer Frühjahrskur.

Warum eine Frühjahrskur?

Eine Frühjahrskur hat das Ziel, Herz und Kreislauf zu entlasten und die Tätigkeit von Magen, Darm, Leber und Nieren anzuregen.

Die damit verbundene Förderung des Stoffwechsels bewirkt eine verstärkte Ausscheidung von Stoffwechselschlacken, die sich während der Wintermonate im Körper angesammelt haben. Außerdem kommt es zu einer zeitweisen Entwässerung des Körpers, was ebenfalls dem Stoffwechsel dienlich ist.

Das Ergebnis ist eine Abnahme des Körpergewichts, die Verbesserung der Verdauung und eine Normalisierung des Stuhlgangs. Gleichzeitig nimmt der Körper notwendige Vitamine, Mineralstoffe und Spurenelemente auf, was die Abwehrbereitschaft gegen Erkältungskrankheiten erhöht und neue »Lebensgeister« weckt.

Rezepte und Tips für eine erfolgreiche Frühjahrskur

Im Frühjahr treibende Pflanzen enthalten wertvolle Vitamine, Mineralstoffe und Spurenelemente. Sie sind in frischen Pflanzen immer in höherer Konzentration als in getrockneten Pflanzenteilen (Tee) enthalten und somit wirksamer.

- Für die Frühjahrskur ist besonders der *Löwenzahn* geeignet. Er regt die Tätigkeit von Leber, Magen und – was besonders wichtig ist – der Bauchspeicheldrüse an. Durch die Steigerung der Nierentätigkeit kommt es zum verstärkten Durchspülen der Nieren, was bei der Neigung zur Nierensteinbildung und dem Austreiben von Harnleitersteinen und -grieß bedeutsam ist.

  Professor Weiß empfiehlt den Löwenzahn wegen seines günstigen Einflusses auf den Stoffwechsel und das Bindegewebe bei chronischen Gelenkerkrankungen (Rheuma und Arthrose).

  Rezept: Pflücken Sie im Frühjahr täglich frische Löwenzahnblätter. Dann gründlich waschen, zerschneiden und mit Salz, Zucker, Zwiebel, Essig und Öl anrichten. Einen Monat lang jeden Tag ein Kompottschüsselchen Löwenzahnsalat essen!

- Auch die *Brennessel* wird häufig für Frühjahrskuren genutzt. Ihre Wirkung auf die Nieren und bei Gelenkerkrankung ist dem Löwenzahn gleich. Darüber hinaus ist sie besonders für Frauen wegen ihres Eisen- und Vitamin-C-Gehaltes (Vitamin C steigert die Eisenaufnahme aus dem Magen-Darm-Bereich in den Körper) geeignet.

  Rezept: Suchen Sie ganz junge Brennesselblätter. Sie enthalten noch kein Nesselgift. Säubern Sie die Brennesselblätter, und bereiten Sie sie zusammen mit Brunnenkresse und jungen Birkenblättern zu gleichen Teilen als Salat. Täglich eine Kompottschüssel essen, und das einen Monat lang.

  Rezept: Tee für eine Frühjahrskur:

Löwenzahnkraut	1 Teil,
Holunderblüten	1 Teil,
Brennesselkraut	1 Teil,

Salbeiblätter	1 Teil,
Ackerschachtelhalmkraut	1 Teil,
Birkenblätter	2 Teile,
Hagebutten	2 Teile,

Teezubereitung: Aufguß.

Dosierung: 4 bis 6 Wochen 3mal täglich 1 Tasse (die letzte Tasse am späten Nachmittag, nicht vor dem Schlafengehen).

– In manchen Ländern, z. B. Italien, wird die Frühjahrskur häufig in Form einer Darmreinigung durchgeführt. Dabei nimmt man in den Monaten Februar und März an einem Tag jeder Woche Rizinusöl *(Laxopol Kapseln 0,5 g, 1,0 g und 2,0 g)* ein.

– Treten besonders Erschöpfung, Müdigkeit und Leistungsschwäche auf, sind Blütenpollen *(Melbrosia Kapseln)* wegen ihres natürlichen Gehaltes an Vitaminen, Mineralstoffen, Enzymen und Kohlenhydraten zu empfehlen.

– Auch gekaufte oder selbstgepreßte Pflanzensäfte aus Rettich, Löwenzahn, Sauerampfer, Birke, Petersilie, Artischocke und Schafgarbe sind geeignet. Die Tagesmenge an diesen Pflanzensäften beträgt 2 bis 4 Eßlöffel. Sie sollte früh nüchtern immer zusammen mit Apfelsaft oder Mineralwasser eingenommen werden.

– Bewegung ist Leben. Auf Sauerstoffmangel reagiert der Körper mit Gähnen und Müdigkeit. Nutzen Sie die frische Frühjahrsluft. Bei einem ausgiebigen Spaziergang oder Gartenarbeit kommt auch der Kreislauf richtig in Schwung.

– »Den Tag, den du in die Sauna gehst, wirst du nicht älter!« sagt ein russisches Sprichwort. Das stimmt! Der Wechsel von heiß und kalt stärkt nicht nur Herz und Kreislauf, sondern auch das Immunsystem des Körpers.

Außerdem ist Sauna ein ideales Training für die Blutgefäße.

- Regelmäßig Sport treiben! Gehen Sie schwimmen, und wenn es das Wetter erlaubt, joggen Sie oder fahren Sie Rad. Hierbei sollte der Puls ansteigen und der Körper sich richtig mit Sauerstoff volltanken.
- Viel Trinken ist wichtig! Hier sollten Sie Mineralwasser, keltertrüben Apfelsaft (Pektine) oder Heilpflanzentee bevorzugen.
- Überprüfen Sie Ihre Ernährungsweise! Nutzen Sie das umfangreiche Angebot an frischem Obst und Gemüse. Legen Sie hin und wieder einen Obsttag ein.
- Orientieren Sie sich verstärkt auf Vollkornprodukte. Meiden Sie fette Speisen, und reduzieren Sie das Naschen beim Fernsehen!
- Fünf kleinere Mahlzeiten am Tag belasten den Körper weniger als drei größere.
- Besonders im Frühjahr benötigt der Körper Vitamin C. Unterstützen Sie diesen Bedarf durch ein geeignetes Vitamin-C-Präparat *(Cetebe Kapseln)*.
- Nutzen Sie Ihre Möglichkeiten zu Hause, um sich mit Wasseranwendungen (Güsse, *Wechselfußbäder*, Warm-kalt-Duschen) gesund zu erhalten und abzuhärten.

Der Möglichkeiten sind also viele, und jeder kann sich seine Frühjahrskur entsprechend seiner Belastbarkeit selbst zusammenstellen. Hauptsache, sie führt zum gewünschten Erfolg – einer Verbesserung von Gesundheit und Wohlbefinden!

Literaturverzeichnis

Bach, Edward/Petersen, Jens-Erik R.: Heile Dich selbst mit den Bach-Blüten. Knaur-Tb. 76016

Bünig, Frances / Hambly, Paul: Kräuterheilkunde von A–Z. Knaur-Tb. 76075

Davis, Patricia: Aromatherapie von A–Z. Knaur-Tb. 76015

Dittmar, Friedrich W.: Naturheilverfahren in der Frauenheilkunde und Geburtshilfe. Stuttgart 1994

Glenk, Wilhelm/Neu, Sven: Enzyme. München 1990

Hammond, Christopher: Krankheiten homöopathisch behandeln. Knaur-Tb. 76013

Jürgens, Bernd: Hausrezepte der Naturheilkunde. Knaur-Tb. 76017

Lockie, Andrew/Geddes, Nicola: Frauen – Handbuch der Homöopathie. München 1994

Maly, Ilse: Bachblüten als Chance und Hilfe. Knaur-Tb. 76070

Meyer, E.-A.: Jahreskalender für den Heilpflanzenliebhaber. Hannover 1990

Meyer, E.-A.: Tips für Kräuterraben. Suhl 1988

Monte, Tom: Die fünf Wege der Heilung. Knaur-Tb. 76074

Rückert, Ulrich: Heilpflanzen mit Steckbrief. München 1990

Schmidsberger, Peter und Susanna: Pflanzen heilen besser als Chemie. Knaur-Tb. 76058

Sperling, Elke: Das große Hausbuch der lebendigen Naturheilkunde. Knaur-Tb. 76082

Ullman, Dana: Homöopathie. München 1995

Weiß, Rudolf Fritz: Lehrbuch der Phytotherapie. Stuttgart 1991

Verzeichnis der Naturheilmittel

A

Acidum phosphoricum D6 193
Aconitum D6 163
Agnucaston 60, 69
Agrimony 48
Aloe vera 114
Aluminia D4 104
Ambra D6 187
Angelikaöl 36, 164
Angioton S 200
Antares 120, 163
Antimonium crudum D4 135
Apfel 274ff.
Armbad, kaltes 52, 188
Arsenicum album D6 170
Arsenicum album D12 163
Aspen 47, 165
Avena sativa Urtinktur 269

B

Beech 48
Bergamotteöl 35, 157, 187
Beta-Carotin 15 mg Ratiomed 94, 139, 193, 216, 223, 228, 270
Bonasanit 62
Boxocalm 185, 251

Brennessel 279
Bryonia D4 104
Buscopan 70

C

Calcium carbonicum Hahnemanni D6 122
Calcium – dura 260
Calcium phosphoricum D6 259
Canephron novo 78
Causticum Hahnemanni D4 136
Causticum Hahnemanni D6 85
CD Deo Gel 122
CellLife Selenium 50 und 100 Mikrogramm 94, 193, 216, 223, 228, 270
Centaury 48
Cepa 21
Cerato 47
Cesradyston 200 156, 251
Cetebe 94, 131, 193, 216, 223, 228, 270, 281
Chamomilla D12 71
Cherry Plum 47
Chestnut Bud 47
Chicory 48

China D6 193
Clematis 47
Cocculus D6 163
Coffea 22
Coffea D12 186
Collinsonia D2 104
Contramutan D 215
Contramutan N 215
Crab Apple 47
Cysto Fink 85

D
Döderlein Med 95

E
Echiherb 79, 93, 130, 192, 215
Edelweiß-Milchzucker 106
Efamol 500 60, 70, 235
Eichenrinde 121
Eleu-Kokk 178, 192
Eleu-Kokk M 178, 192
Elm 47
Elmex mentholfrei 27
Eukalyptusöl 35

F
Fagorutin Buchweizen 206
Fagorutin Ruscus 207
Ferrum metallicum D6 36
Ferrum phosphoricum D6 200

Folsäure 800 Mikrogramm Ratiomed 242f.
frei öl 115, 126
frei öl cellulady 126
frei öl creme seife 110
frei öl feuchtigkeits creme 116, 140
frei öl haar kur 148
frei öl intensiv creme 115
frei öl soft creme fluid 116, 140
frei öl wasch creme 110
Frühmesner Badeöl 115, 178, 200
Frühmesner Mineral-Deo 122
Fußwickel, kalter 53, 188

G
Gelsemium D 12 237
Gentian 47, 157
Geranienöl 36
Glaubersalz 104
Gorse 47

H
Halbbad, kaltes 52, 105, 188
Heather 47
Holly 48
Honeysuckle 47
Hornbeam 47

I

Ignatia D6 156
Impatiens 47
Iris versicolor D6 236

J

Joghurt 94f., 225, 258
Johanniskrautöl 135
Jojobaöl 35, 114

K

Kalium-chloratum-Salbe 136
Kalium phosphoricum D6 164
Kamillenöl 36
Klimadynon 250
Knieguß 52, 105, 209
Knoblauch 92, 135
Korodin 199
Kreosotum D6 93

L

Lachesis D12 61
Larch 47
Lavendelöl 35f., 157, 187, 237, 251
Laxopol 102, 280
Leinsamen 103
Linusit Darmaktiv 103
Lomaherpan Creme 130
Löwenzahn 279
Lycopodium D6 170

M

Magnerot Classic 179
Magnesium Diasporal N 73
Magnesium Diasporal N 300 62, 237
Magnesium phosphoricum D6 30, 71
Mandelöl, süßes 35
Mastodynon N 61
Melbrosia 192, 251, 280
Melissenöl 35f., 187
Mimulus 47, 164
Miroton 199
Mustard 47, 157

N

Natrium muriaticum D12 131
Nelkenöl 35
Neroli-Öl 164
Nikofrenon 10, 20, 30, 268f.
Nux vomica D4 104
Nux vomica D12 71, 187

O

Oak 47
Olive 47, 188
Olivenöl 35

P

Pantovigar 148f.
Petadolex 234

287

Pfefferminzöl 35, 237
Phologenzym 41
Pine 47
Poikiven T 208
Pulsatilla D12 61, 237

R

Red Chestnut 47
Rescue 48, 62, 179
Rhus toxicodendron D12 131
Rizinusöl 102
Rock Rose 47, 164
Rock Water 48
Rombellin 149
Rosenöl 36, 157, 187
Rosmarinöl 35, 36, 200
Rulofer G 73, 149, 240
Rulofer N 73, 149, 240

S

Salbeiöl 36
Salvysat Bürger 121, 250
Sanguinaria D6 236
Sauna 201, 217, 233, 280
Scleranthus 47
Schenkelguß 53, 209
Schöllkraut 135
Sepia D4 85
Sepia D6 122
Sepia D12 93
Silicea D6 122
Silicea D12 148

Star of Bethlehem 47, 157
Sweet Chestnut 47
Styptysat Bürger 70

T

Tamanybonsan 235
Thuja D4 135
Thuja Oligoplex 136
Thuja Urtinktur 135

U

Unizink 50 116, 149, 216
Uvalysat Bürger 79

V

Venostasin retard 207
Venostasin Gel 207
Venostasin N Salbe 207
Vervain 48
Vine 48
Vitamin D3 – Hevert 260
Vitamin E 100 mg Jena-pharm 72, 94, 193, 216, 223, 228, 270
Vollbad, warmes 79

W

Walnut 48
Water Violet 47
Wechselduschen 200, 217, 281

Wechselfußbad 53, 252, 281
Weizenkeimöl 35
White Chestnut 47
Wild Oat 47
Wild Rose 47, 157
Willow 47
Wobe-Mugos E 41

Wobenzym N 41, 42, 79, 194, 208

Z

Zimtöl 36
Zitronenöl 35, 36
Zwiebel 93
Zypressenöl 36

Personen- und Sachregister

A

Abkochung 17
Abführmittel 99ff.
Abwehrkräfte 76, 89
Adrenalin 174
Agoraphobie 160
Allantoin 114
Allopathie 20
Altern 221
Alterskrankheiten 221ff.
Amenorrhoe 66
Angst 158f.
Angstbeschwerden 160
Apfeldiät 273
Anorexia nervosa 166
Antikörper 39, 212
Antitranspirans 120
Aromatherapie 31f.
Arterien 197
Arteriosklerose 221, 258, 273
Arthrose 279
Aufguß 17
Aura 230
Autoimmunkrankheit 40f., 213

B

Bach-Blütenkonzentrate 45f.
Bach-Blütentherapie 43f.
Bach, Edward 43ff.
Baden 36
Ballaststoffe 102ff., 227, 271f.
»Besenreiser« 206
Bewegungskur 51
Biochemie 28f.
Blasenentzündung 75
Blasenstörungen 80
Blut 196, 197
Blutdruck, niedriger 191, 195f.
Blutdruckwerte 198
Bluthochdruck 195
Brustkontrolle 225
Brustkrebs 224
Bulimie 166ff.

C

Candida albicans 87ff.
Cellulite 124ff.
Cholesterin 273
Chronische Müdigkeitssyndrom 189ff.
Cystitis 75

D

Darmkrebs 227
Deo 120
Depression 150ff., 233
Diastole 197
Dilution 23
Duftlampe 35
Durchfall 272
Dysmenorrhoe 66ff., 70

E

Einsamkeit 154
Eisenmangel 191, 240
Eisprung 64
Endometriose 67ff.
Entzündung 39
Enzyme 38
Enzymtherapie 37ff.
Ergänzungsmittel 29
Ernährungstherapie 51
Erstverschlimmerung 22
Essenzen 46

F

Fieber 118
Freie Radikale 138, 218ff.
Freßzellen 39, 211f., 215
Frühjahrskur 277ff.
Funktionsmittel 28
Fußschweiß 121

G

Gamma-Linolensäure 114
Gattefosse, René-Maurice 32
Gebärmutterkrebs 224, 227
Gelbkörperhormon 60, 64
Gestagene 125
Globuli 23

H

Haarausfall 144
Haarbalg 142
Haar, brüchiges 145
Haar, fettiges 145f.
Haare 141ff.
Haarschaft 142
Hahnemann, Samuel 19
Harninkontinenz 80, 82
Harnröhrenentzündung 75
Harnwegsinfektionen 74ff.
Haut 107ff.
Hautalterung 111ff., 138, 265
Haut, fettige 110
Haut, normale 110
Haut, trockene 110
Hautkrebs 112, 137f.
Heilpflanzenkunde 15ff.
»Heiße Sieben« 30, 71
Herpes labialis 127ff.
Herpes-Viren 127
Herzinfarkt 264, 273
Homöopathie 19ff.
Honig 18, 185

Hyperhidrose 117, 121
Hypermenorrhoe 65
Hypomenorrhoe 65
Hypotonie 191, 195ff.

I

Immunkomplexe 39
Immunstimulans 214
Immunsystem 39, 76, 89,
    107, 174, 177, 210ff.
Inhalation 34

J

Jodmangel 191, 240

K

Kaltwasserauszug 18
Kamilleninhaltsstoffe 114
Klaustrophobie 160
Klimakterium 245ff., 264
Kneipp, Sebastian 50
Kneipp-Therapie 50ff.
Knochenschwund 253ff.
Kochmethode 46
Kolibakterien 76
Kopfschuppen 146
Körpergeruch 117ff.
Krampfadern 203f.
Krebs 224ff., 265
Krebszellen 213, 227

L

Lactobazillen 88, 94, 225
Laxans 96
Lebenskraft 20
Lichtschutzfaktor 139
Limbisches System 34, 63,
    67
Lippenherpes 107, 127f.
Lungenembolie 205
Lymphozyten B 212
Lymphozyten T 212

M

Magersucht 166f.
Makrophagen 39, 211f.
Massageöle 35
Mastodynie 59, 61
Menopause 245
Menorrhagie 66
Menstruationsbeschwerden
    63ff.
Metrorrhagie 66
Migräne 229ff.
Milch 255, 258
Milchsäurebakterien 88, 94,
    225
Mischhaut 111
Mittelschmerz 64
Modalitäten 26
Monatszyklus 63ff.
Myom 68

N

Nägel 141, 147
Narbon 115
Neuralrohrdefekt 242
Neurodermitis 108, 114
Neurotransmitter 154, 156
Nierenbeckenentzündung
  75
Nikotin 261
Non-REM-Schlaf 131
Noradrenalin 174

O

Obstipation 96ff., 272
Ödeme 59, 204, 207
»Offene Beine« 204
Öle, ätherische 33f.
Oligomenorrhoe 66
Ordnungstherapie 51
Osteoblasten 257
Osteoklasten 257
Osteoporose 249, 253ff.,
  264
Osteoporoseprophylaxe 255
Östrogene 64, 67, 125, 143,
  210, 246, 253f., 257, 263
Ovulation 64

P

Pantothensäure 113
Passivrauchen 266
Pauling, Linus 218
Pektine 271ff.

Phytotherapie 15ff., 51
Polymenorrhoe 66
Postmenopause 245
Potenzierung 24
Prämenopause 245
Prämenstruelles Syndrom
  57ff.
Progesteron 60, 64, 246
Prostaglandine 67
Pyelonephritis 75

R

»Radikalfänger« 218ff.
Rauchen 261ff.
Reizblase 80ff., 85
REM-Schlaf 181
Rheuma 40, 279

S

Schlafstörungen 130ff.
Schwangerschaft 238, 264
Schwangerschaftsstreifen
  115
Schwitzen 117ff.
Schüßler, Wilhelm Heinrich 28
Seborrhoe 146
Selbstheilungskräfte 21f.
Selbstmedikation 9f.
Sonnenbrand 138
Sonnenmethode 46
Sonnenschutzmittel 112,
  139
Stillzeit 238

Stock bottles 46
Streß 171ff.
Streßfaktoren 172
Systole 197

T
Tabletten 23
Teeaufbewahrung 18
Tee, gemischt 16
Tee, ungemischt 16
Teezubereitung 17
Testosteron 144, 257
Thrombose 205
Triggerfaktoren 231
Triturationes 23

U
Unterschenkelgeschwür 204
Urethritis 75
UV-Strahlen 137f.

V
Vaginalmykosen 87
Venen 197, 202ff.
Venenentzündung 204
Venenerkrankungen 203ff.
Venenklappen 203
Verstopfung 96ff., 272
Vitamin A 113
Vitamin D3 108, 259
Vitamin E 113
Vitamine, antioxidative 220

W
Wadenkrämpfe 206
Wassertherapie 50f.
Warzen 107, 132ff.
Wechseljahre 245ff., 264

Z
Zoophobie 160

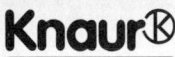
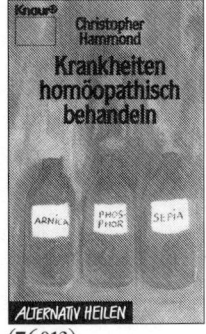
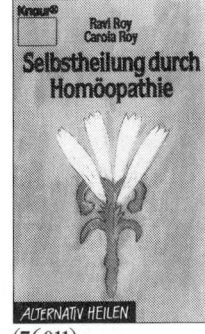
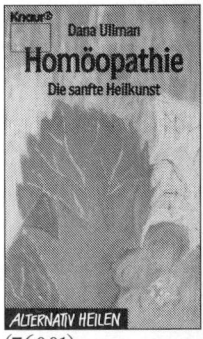
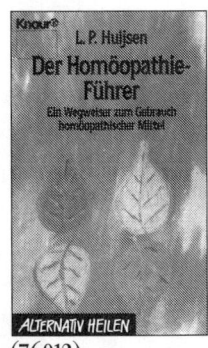
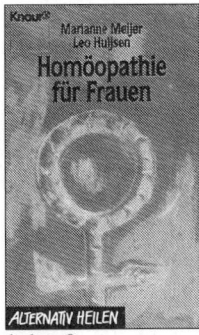
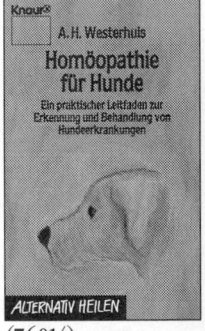

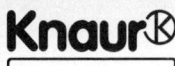

ALTERNATIV HEILEN

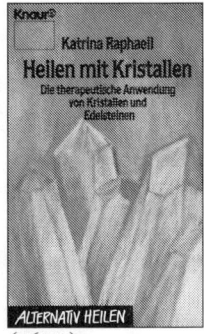

Katrina Raphaell
Heilen mit Kristallen
Die therapeutische Anwendung
von Kristallen und
Edelsteinen

ALTERNATIV HEILEN

(76018)

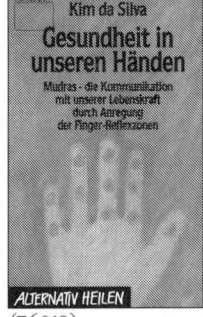

Kim da Silva
**Gesundheit in
unseren Händen**
Mudras - die Kommunikation
mit unserer Lebenskraft
durch Anregung
der Finger-Reflexionen

ALTERNATIV HEILEN

(76019)

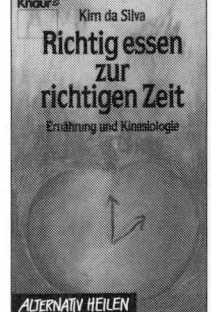

Kim da Silva
**Richtig essen
zur
richtigen Zeit**
Ernährung und Kinesiologie

ALTERNATIV HEILEN

(76020)

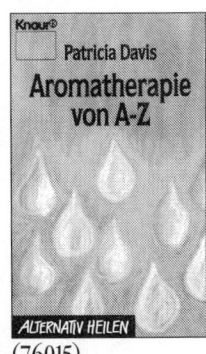

Patricia Davis
**Aromatherapie
von A-Z**

ALTERNATIV HEILEN

(76015)

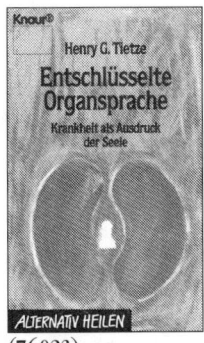

Henry G. Tietze
**Entschlüsselte
Organsprache**
Krankheit als Ausdruck
der Seele

ALTERNATIV HEILEN

(76023)

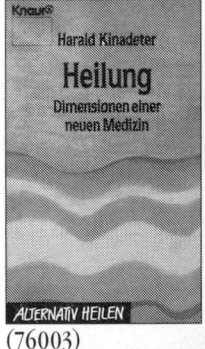

Harald Kinadeter
Heilung
Dimensionen einer
neuen Medizin

ALTERNATIV HEILEN

(76003)

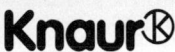
Knaur®

ALTERNATIV HEILEN

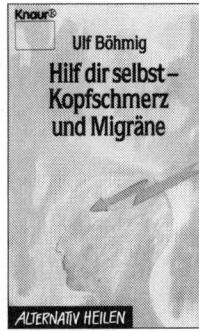

Ulf Böhmig
**Hilf dir selbst –
Kopfschmerz
und Migräne**
ALTERNATIV HEILEN
(76045)

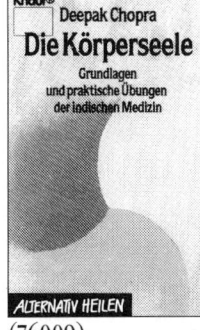

Deepak Chopra
Die Körperseele
Grundlagen
und praktische Übungen
der indischen Medizin
ALTERNATIV HEILEN
(76009)

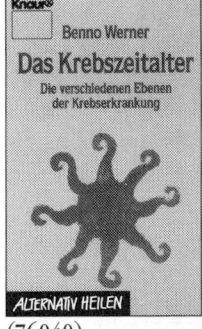

Benno Werner
Das Krebszeitalter
Die verschiedenen Ebenen
der Krebserkrankung
ALTERNATIV HEILEN
(76040)

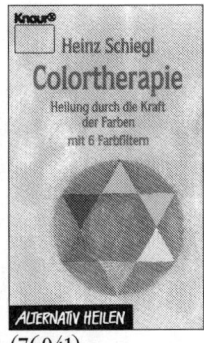

Heinz Schiegl
Colortherapie
Heilung durch die Kraft
der Farben
mit 6 Farbfiltern
ALTERNATIV HEILEN
(76041)

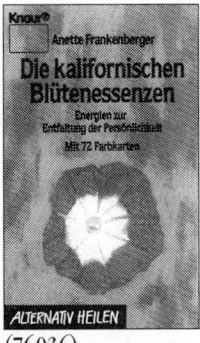

Anette Frankenberger
**Die kalifornischen
Blütenessenzen**
Energien zur
Entfaltung der Persönlichkeit
Mit 72 Farbkarten
ALTERNATIV HEILEN
(76036)

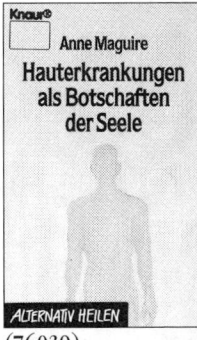

Anne Maguire
**Hauterkrankungen
als Botschaften
der Seele**
ALTERNATIV HEILEN
(76039)

Knaur®

Die alternative Hausapotheke

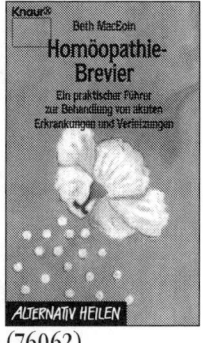

Beth MacEoin
Homöopathie-Brevier
Ein praktischer Führer zur Behandlung von akuten Erkrankungen und Verletzungen

ALTERNATIV HEILEN

(76062)

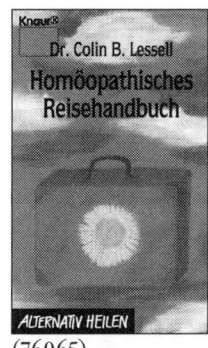

Dr. Colin B. Lessell
Homöopathisches Reisehandbuch

ALTERNATIV HEILEN

(76065)

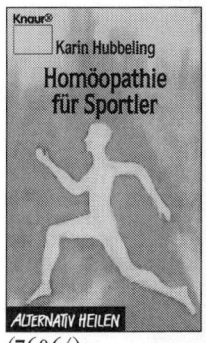

Karin Hubbeling
Homöopathie für Sportler

ALTERNATIV HEILEN

(76064)

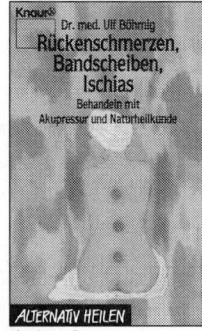

Dr. med. Ulf Böhmig
Rückenschmerzen, Bandscheiben, Ischias
Behandeln mit Akupressur und Naturheilkunde

ALTERNATIV HEILEN

(76046)

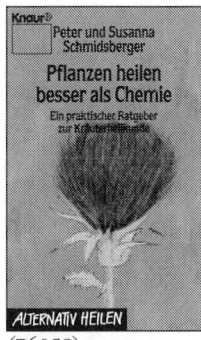

Peter und Susanna Schmidsberger
Pflanzen heilen besser als Chemie
Ein praktischer Ratgeber zur Kräuterheilkunde

ALTERNATIV HEILEN

(76058)

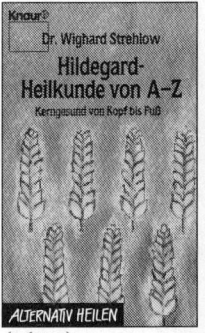

Dr. Wighard Strehlow
Hildegard-Heilkunde von A–Z
Kerngesund von Kopf bis Fuß

ALTERNATIV HEILEN

(76035)